「気」の使い方

歴史上の成功者に学ぶ
無限の思考術

加来耕三
Kaku Kouzou

さくら舎

はじめに

コロナの前には戻れない

人は皆、片目で未来をとらえながら、日々の生活を送っている。

「明日は何時に――」「来週の何曜日は――」「来月の何日は――」

といった具合に、それなりの予定《スケジュール》をもって。

ところが、ときに日常に組み込まれていたはずの未来が、突然、何の前ぶれもなく崩壊してしまうことがある。

令和二年（二〇二〇）初頭から、中国・武漢に端を発した新型コロナウイルス感染症の流行は、世界的規模化《グローバル》時代の感染爆発《パンデミック》として、瞬く間に全世界へ拡散し、人々を例外なく不安と混乱に陥れた。

四月には日本でも「緊急事態宣言」が発令され、経済活動・社会生活にも大きな制限が加えられ、その損失規模はリーマン・ショック、バブル経済の崩壊を超え、日本の昭和四年（一九二九）に発生した〝世界恐慌〟に匹敵する、とまでいわれている。

目下、多くの人々は、

「一日も早く、新型コロナウイルスが発生する以前の生活に、戻れますように――」

と、心から祈っておられるに違いない。

だが、酷《こく》なことをいうようだが、それはあり得ないことである。

歴史は決して、逆流はしない。

人は一年を経れば、一歳年をとる。新型コロナウイルスが出現する前に、存在した世界の、延長線上の〝未来〟は、もう未来永劫《えいごう》来ないのだ。われわれは今、まったく異なった未来へ向かって、歩《ほ》を進めなければならない現実に直面している。

だが、踏ん切りをつけて、新しい未来に歩み出すことのできる人は少ない。

あったかもしれない消えた未来に、未練を残す人。無念を噛みしめる人。過去に取り残される人。多くの人々は茫然自失して、立ちすくむ。

『唐詩選《とうしせん》』（中国唐代の詩集）に、「浮沈千古《ふちんせんこ》」（人生の浮き沈みは、遠い昔から変わらない）といわれても、人間は地震・噴火・水害、そして戦争と疫病――生存を脅かされる恐怖の前では、無力なことが多い。くり返される災難の中で、理不尽な未来の崩壊は、この度のコロナ禍だけではないのだ。

歴史は活用してこそ価値がある

それにしても、なぜ、人々は形をかえた不幸に、その都度、見舞われるのだろうか。歴史学者エドワード・ハレット・カーは、「歴史は現在と過去との対話である」といった。過去に現在を学べば、まったく一新された未来に活かせるはずではないのか。

新型コロナウイルスに対しても、このウイルスは未知のものではあっても、人類がこれまで遭遇してきたペストやコレラ、天然痘、マラリア、チフスといった疫病への対策や応用が、活かされてしかるべきである。

にもかかわらず、人々はこれまで同様に、茫然自失をくり返す。なぜか。

経験と歴史が教えてくれるのは、民衆や政府が歴史からなにかを学ぶといったことは一度たりともなく、また歴史からひきだされた教訓にしたがって行動したことなどまったくない、ということです。（ヘーゲル著『歴史哲学講義』）

しかし、それでもわれわれは生きて行かねばならない。開かれていない未来にヒントが求められないならば、われわれはやはり過去＝歴史に学ぶしかないのではあるまいか。問題はヘーゲルのいう「学ぶ」「教訓にしたがっての行動」を、しっかりやればいいのだ。

地に足をつけて、冷静に歴史に学べば、かならず道は開ける。そういうと、

「それができれば、誰も苦労はしない――」

という、読者諸氏の声が聞こえてきそうである。

どうすれば冷静に対処できるようになれるのか、本書のテーマの一つであり、これから具体的にみていく事柄なのだが、冒頭に、これだけはあなたの頭の何処かへ、置いておいていただきたいことがある。

事物にはかならず、プラスとマイナスの両面がある、ということ。

感情的に不幸を嘆く人には、その半面にある可能性がみえていない。

思い出していただきたい、「緊急事態宣言」が発令されたときのことを。国から外出自粛の要請が出たあの時、あなたは何をして、多くの時間を自宅で過ごされただろうか。

日々、仕事の予定に追われ、自分の時間がまったく取れなかった人が、そのことに気づき、あり余る時間の中でゆったりと自己との対話を楽しんだ、という人がいた。これまで日々、多くの人々との交流で得たニュースや新聞の報道など、膨大な情報量の処理に悩んでいた人が、情報量の減少により、自分の頭で考える機会を得た、という人もいた。毎日、近所を散歩するようになり、自分がいかに多忙にかまけて、自然から遠ざかっていたか、を思い知った人もいた。人間らしさを思い出した、という人も。

こういう人々はおそらく、まったく一新された未来に遭遇しても大丈夫であろう。

人生成功の鍵は〝運〟

ときおり、

「歴史上の成功者には、何か共通点のようなものがあるのでしょうか」

と聞かれることがある。歴史を生業《なりわい》としていると、日々、歴史上の人物の生涯に接することになるが、この問いかけへの答えは存外、難しい。

何をもって「成功」と考えるかによって、答えも多岐にわたるからだが、一つだけ明らかなことがある。ここぞという時に、彼らは〝運〟に恵まれていた。

強運であった、といえる。古くからヨーロッパでは、「幸運の女神には前髪しかない」といわれてきたが、これはドン・キホーテが、

「今あたかもわしに前髪を向けとる〈機会〉（筆者注：好機の神）のやつを、取りにがしてはならぬ」（永田寛定訳）

と叫んだのと同じだ。

つまり、人々より先に幸運を摑みとることのできた人は、成功者となり得る。遅れてきた人は、その恩恵に与《あずか》れない。これはあらゆる分野で、共通する真理ではあるまいか。

しかし、生涯、先手先手で幸運を摑みつづけた歴史上の人物、というのを筆者《わたし》は知らない。たとえば、織田信長・豊臣秀吉・徳川家康の三天下人をみてみるとよい。

信長は二十七歳で強敵・今川義元を桶狭間《おけはざま》の戦いに屠《ほふ》り、華々しく戦国デビュー戦をかざって、以降、誰よりも早く鉄砲の可能性に注目、破竹の勢いで〝天下布武〟を目指した。が、それでいて四十九歳のおり、もっとも頼りとしてきた家臣の明智光秀の謀叛にあい、あえなく京都・四条西洞院《しじょうにしのとういん》の本能寺に横死している。

百姓から天下人へと、日本史上もっとも成功したかと思われる秀吉にしても、晩年は己れの老いと戦いながら、幼い後継者の秀頼《ひでより》の行く末を案じつつ、無念（くやしいこと）を

抱いて、さびしくこの世を去っていた。

幸運のみの人生はない
――徳川幕府を開いた、家康しかり。

父は家臣に殺され、母は再婚を強要され、自らは十二年間の人質生活を送っている。ようやく十九歳で三河（現・愛知県東部）に独立できたかと思ったら、家臣の半分に宗教上の理由から裏切られ、生命《いのち》を狙われる羽目に。名将・武田信玄に追いつめられ、どうにか九死に一生を得て生き延びたかと思うと、盟友信長の死後、その家来であった秀吉に天下を取られて、その臣下へ抑え込まれてしまった。

ようやく〝天下〟を狙えるようになったのは、秀吉が死に、同じほどの戦歴、実力をもっていた前田利家（信長の旧臣）の病気が重くなって、その再起がかなわない、と知れてからのことであった。このとき家康は、五十八歳。関ヶ原の戦いに勝利し、その後の大坂の陣で豊臣氏を滅ぼして、天下人になったのは七十四歳。死の前年であった。

しかも、天下を取りながら、史実の家康には喜びがなく、彼は漠然とした不安に苛《さいな》まれ、名刀・三池典太《みいけてんた》（ソハヤノツルキ）を家臣に用意させ、罪人をわざわざ斬らせて、その切れ味を確かめてのち、この名刀を枕元に置いて、自分が死んでのちは、この刀の精ともなって、徳川家を守るのだ、と真剣に念じつつ、この世を去っていた。

——人生に、一方的な幸福などというものは、そもそも存在しない。

人生を勝者に導く〝気〟

生涯無敗といわれた剣豪・宮本武蔵も、二十九歳で巌流《がんりゅう》・佐々木小次郎と仕合《しあい》（たがいに技術や能力を比べ争う）をし、これを倒して剣名を上げたものの、己れの値打ちを己れで、正しく認識できていた武蔵は、そのために世間の仕官（武士の就職）の相場に納得ができず、史実の彼は徳川幕府や〝御三家〟筆頭の尾張徳川家、西国の外様大名のもとを彷徨《さまよ》い歩きながら、長き浪々の生活を送らねばならなかった。

肥後熊本藩五十四万石に、客分として招かれた武蔵は、すでに五十七歳となっていた。名著『五輪書《ごりんのしょ》』が彼によって書かれたのは、それからのちのことであり、武蔵の享年は、六十二と伝えられている。

彼の二刀流（正しくは二天一流《にてんいちりゅう》）は独創的な剣法ではあったが、残念なことに、その弟子筋に武蔵と並ぶほどの使い手は、ついぞ出なかった。武道・武術は伝承こそが生命《いのち》である。仕官運動にかまけて、技法を整理し、門弟育成の時間が持てなかったのが大きかった、と筆者は思っている。武蔵のために、残念でならない。

それでも三天下人や武蔵は、うらやましい人生＝人生の勝者に数えられている。なぜならば、自らが成したい、と希求した夢や理想、目標といったものを、成し遂げた、と後世の人々が認め、追慕してくれたからであろう。

——それをもって〝成功〟と呼ぶならば、なるほど人の一生には、明らかな成功の共通点が存在した。例外なく、気の使い方にすぐれていた、という一点である。

〝気〟とは何か

日本語には、この「気」を使った単語が非常に多い。

以下、思いつくままにあげてみる。

「気持（ち）」「気力」「気候」「気温」「気圧」「気分」「気絶」「気転」「気運」「気《き》概《がい》」（物事に屈しない強い意気）「気丈」「気鋭」「気苦労」「気《き》鬱《うつ》」（気分が沈みふさぐこと）「雰囲気」「活気」「本気」「天気」「強気」「平気」「景気」「根気」「元気」「陽気」「内気」「陰気」「覇気」「短気」「狂気」「病気」——云々。

言葉としては、「気が合う」「気が進まない」「気が置けない」「下《きを》レ気《くだす》」（気を落ち着ける）、「使《きを》レ気《つかう》」（意気にまかせて勇む、血気にはやる）、「恃《きを》レ気《たのむ》」（勇気をたのむ）、「負《きを》レ気《おう》」（元気にまかせる、気力をたのむ）、「倍《きを》レ気《ます》」（勇気を増す）など。

改めて考えてみれば、これほどわれわれの日常生活に、細々《こまごま》と関わる漢字＝「気」というのは、「生」と「死」以外、ほかにはないのではあるまいか。

現在は「気」（六画）だが、かつては「氣」（十画）と書いた。

漢字の国、先進国であった中国の「気」については、章を別にもうけている。

「気」の概略だけを先に述べると、その成り立ちには諸説あるものの、空に湧きあがり流れる雲などの、水蒸気をかたどる象形文字の「气」に、四方八方への広がりを意味する「米」をあわせ、たとえば人間の息のように、人体の内部から発するものから、人体の外部もふくめ、宇宙に遍在する超微細な物質とその流れを表わすようになった、とされている。

それにしても、いきなり〝気〟などというと、超能力や超常現象の世界を思い浮かべる方がいるかもしれないが、筆者のいう〝気〟は基本的に、誰もが例外なくもともと持っているものであり、普段から活用のできるものである。

一瞬でできる気分転換法

——一例を、挙げてみる。

朝起きて、あなたが窓から外を見たとする。雨が降っていた。あなたはふと、

（ああ、憂鬱《ゆううつ》だな）

（ああ、鬱陶《うっとう》しいな）

と思う。ここで止めておけばまだましなのだが、多くの人はかならずといっていいくらい、「憂鬱だ」「鬱陶しい」を口にし、声に出して家族に告げてしまう（一人暮らしなら独り言）。

そうなると、どうなるか。一日中、あなたの〝気〟は心が塞《ふさ》がったまま、気持ちの晴れない日を送ることになる。しかも、あなたから聞かされた家族にも、この思いは伝染してしまう。家族みんなが、心の晴れない一日を送ることとなる。

なぜ、そうなるのか。雨という不愉快な思いを視覚でとらえ、心の中で不快感を思い浮かべ、さらにはそれをわざわざ口に出して言葉にして、確認してしまったからだ。

つまり、自己暗示にかかったのである。

日本には言霊《ことだま》信仰というのが昔からあり、古代人は言葉の使い方が、人間の禍福《かふく》を左右

する、と信じていた。言語には、その不思議な力があるとも。今風にいえば、マイナス思考とプラス思考のことと思えばよい。

〝心が体を動かす〟——これは東洋哲学全般の、真理といっていい。

その大切な〝心〟に、幾重にも不愉快、憂鬱な思いを塗装《コーティング》したのだから、心が重く沈むのも無理はない。では、どうすればいいのか。頭に「憂鬱」、「鬱陶しい」が浮かんだ次の瞬間、これを払い除ければいいのだ。

たとえば、目の前に右手の人差し指と中指を立てて、呪文を唱えるようにつき出す。次にその右手を、左なら左へ、正面からサッと振る。顔はそのまま。振ってもとの目前に戻すだけ。重要なのはこのとき、フッと息を吐くこと。息を吐いたら一瞬、呼吸を止める。

すると憂鬱、鬱陶しい〝気〟が消える——これは江戸時代に書かれた剣術・東軍流《とうぐんりゅう》の伝書にあるもので、〝心〟に浮かんだマイナス思考を瞬時に忘れる自己暗示の訓練法である。

したがって、頭を上下にしてもいいし、首を回してもいい。自分の中で、この儀式をやった瞬間、その直前に〝心〟に浮かんだ想念を消す、という意思が込められていれば十分である。あとはくり返して活用し、自らに暗示をかけること。

憂鬱が一瞬で消える方法

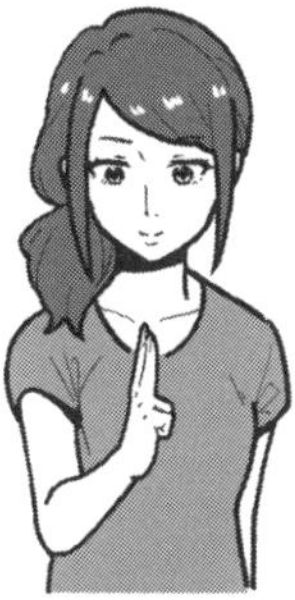

①
目の前に右手の人差し指と
中指を立てる。

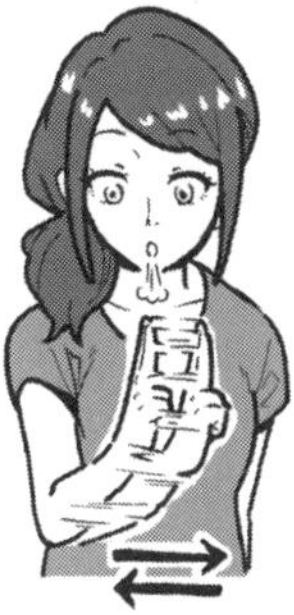

②
「フッ」と息を吐きながら、
右手を目前から左へサッと振り、
すぐ戻す。

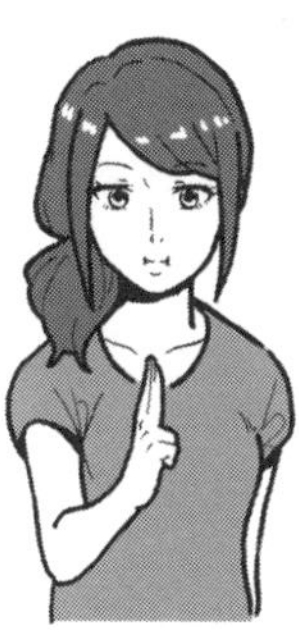

③
息を吐いたら、
一瞬、呼吸を止める。
想念を消す。

要は気持ちの持ち方一つ

人は気の持ち方、使い方で、いくらでもマイナスをプラスに変えることができる。受験勉強もデスクワークも、自分のものと思えば苦しさは楽しさに変わるもの。もし、変わらないとするならば、〝気〟の使い方を間違っているか、そもそも楽しめる＝使い方を知らないのか、潜在意識にマイナス思考がこびりついているか、であろう。

人間が健やかに生きるためには、水と空気が必要であり、衣食住の充実も不可欠だが、それだけでは足りないものがある。人間関係だ。われわれは、人々の間で生活している。

そのことを考えると、本当に大切なのは〝気〟の使い方であることに気がつく。〝気〟が出て、その〝気〟が通ると、人は生気《せいき》溌溂《はつらつ》、勇気《ゆうき》凜凜《りんりん》、正々堂々と、心身に「気概」を漲《みなぎ》らせ、「活気」が出て「陽気」になり、「元気」になる。人間関係もうまくいく。

しかし、〝気〟の出し方が弱かったり（弱気）、内に気が籠《こも》ったり（内気）、陰に隠れたり（陰気）すると、何ごとも「弱気」となり、「気色《きしょく》」して（顔に気持ちが表われ）、健全であるべき日常生活の拍子《リズム》が乱れて、睡眠が妨げられることになる。「気根《きこん》」（物事に堪える力・勢力・根気）が尽きると、くよくよと〝気〟を煩《わずら》って「病気」となり、熟睡ができずにウツラウツラと睡眠が不十分になると、やがて「気鬱《きうつ》」になり、精神を病む。

人間、一週間やそこら絶食しても、空気と水があれば死にはしないが、4、5日まったく睡眠をとらなければ、間違いなく「気絶」してしまい（息が絶える、呼吸が止まって）、死に至ってしまう。

「気息奄奄《きそくえんえん》たり」（李密《りみつ》「陳情表《ちんじょうひょう》」）

ではないが、息も絶え絶えで死にかかっている人間を、なかなか救うことは難しい。そうならないためには、気が滞った時点で、早々に「気散《きさん》じ」（気晴らし）をする必要がある。筆者はこれからコロナ禍によって、史上最悪の自殺者がでるのではないか、と危惧している。〝気〟を病む前に、〝気〟の使い方を身につけて、心身の充実した日々を送ってもらえれば、筆者としてそれにすぎる喜びはない。

以前に〝気〟に関心を持たれた方々を対象に、ガイド・ブックとして、〝気〟の先進国である中国やインド、そして日本の〝気〟の歴史を辿り、現実にどのような威力を発揮しているかを探訪した『気の妙術』（出版芸術社）を執筆したことがあった。

併せて、〝気〟の妙術を体得することを目的に、中国の気功や拳法、道教や中国医学、風水やタオ、日本の合気道について、〝気〟の効用、メカニズムを紹介した。

幸いこの作品は版を重ね、「改訂新版」まで刊行され、海を越えて高評をいただき、イギリスのグローバル・ブックス社から英訳『The Mysterious Power of Ki — The Force Within』と題して刊行されもした。

ただし本書は、前作とまったく趣《おもむき》の異なる意図によって執筆したものである。前作では巨視的《マクロ》にとらえた〝気〟を、本書では微視的《ミクロ》の視点から、改めて見直し、ごく普通の日常生活の中で、誰もが簡単に〝気〟を活用できることを念頭に執筆した。

当然のごとく、本書を執筆するにあたっては、前作より以上の、多くの先学諸氏の研究成果を参考にさせていただいた。引用した文献については、その都度、本文中に明記したが、改めてこの場を借り、感謝の意を表させていただく次第です。

最後になりましたが、筆者の発刊急務に理解を示して下さり、刊行の機会を与えていただいた、さくら舎代表の古屋信吾氏、書籍編集部の戸塚健二氏に厚くお礼申しあげます。

令和二年秋　東京・練馬の羽沢にて

加来耕三

目次◆「気」の使い方

——歴史上の成功者に学ぶ無限の思考術

はじめに

コロナの前には戻れない　3
歴史は活用してこそ価値がある　5
人生成功の鍵は〝運〟　7
幸運のみの人生はない　9
人生を勝者に導く〝気〟　10
〝気〟とは何か　11
一瞬でできる気分転換法　13
要は気持ちの持ち方一つ　16

第一章　「気」を使う前に

天下取りの三つの条件　30
絶体絶命の「死地」を切り返す〝気〟　31
ピンチをチャンスに変える方法　33
〝気〟が通れば形勢は逆転する　36
「志は気の帥なり」　38
「無明」と「きつくひっぱらず」　40
修業に絶望した武蔵?!　42
「無明住地煩悩」を説いた沢庵　44
否定的《ネガティブ》な〝気〟はなかなか消えない　46
フロイトの説く〝氷山の一角〟　48
信じられない抜擢人事　50
「東郷は運の良い男でございます」　52

運、不運を決めるもの　54
思い込む力で人生を変える　56
ダルマさん、自らを楽天家に鍛える　58
「落魄《らくはく》時代」に猛省　60
「禍《か》と福とは門を同じくす」　63
「昭和」と「令和」はまったく違う　66
「昭和」の「平成」への対処法　68
高校野球が教えてくれること　69
宮本武蔵はムードメーカーだった　72
植芝盛平の開眼　74
奇跡のような体験の意味とは　77
勘の閃き、第六感は伝えられる　79
〝殺気〟ならぬ質問者の〝気〟　81
不幸を引き寄せる女《ひと》　83
三度の落城を経験した淀殿　85

浅野内匠頭《たくみのかみ》の〝意識の下《サブリミナル》〟の怒りが、吉良上野介《きらこうずけのすけ》を襲わせた　87
幸運な家・浅野家のその後　89
偉大な祖父、ダメな父　91

第二章　実際に「気」を使ってみる

気の〝導引《どういん》〟（みちびくこと）が難しい世代　96
冷静に話を聴く　98
卜伝の不思議な注文　99
伊藤孫兵衛の〝気合詰め〟勝負　101
〝心静か〟ならざる明智光秀の「気鬱」　103
親の心子知らず——気が通わない実例　105
ニガ手な人への〝気〟の対処法　107
〝前兆〟を読む　109

ストレスは自覚症状の出にくい機能障害!?　110
諸葛孔明、ストレスを攻めて曹真を殺す　112
がんばりすぎる人へ　114
あなたは独りではない！　116
過剰ワークでも「気鬱」にならない方法　118
〝気〟にも波がある　119
緊張したときこそ、臍下《せいか》丹田《たんでん》に注目　121
「まあ、座ってお茶を喫《の》め」　122
自らの心を静める工夫と「催眠」について　125
痴漢撃退講習会で教えたこと　128
痴漢撃退の極意　130
座禅の効用　134
自己催眠の中で行うイメージ・トレーニング　135
〝不敗の剣〟　137
〝気〟で気配を察する方法　139

〝曲がらない腕〟 141
それでも〝曲がる腕〟 143
女性の〝気〟は向上している 146

第三章 「気」の多様性

理由のない不安に出会ったら、星座を見上げる 150
星座こそ、〝気〟の未来型 151
メスメルの奇跡?! 153
新型コロナウイルスが突きつけたもの 155
「ダモクレスの剣」が問う死生観 157
自ら生きるとは〝気〟を出すこと 159
〝気〟が通《かよ》うから健康でいられる 161
復帰、再起を阻むもの 163

師を選ぶ重要性　165
独学独習の落とし穴　168
昔は昔、今は今　170
再開すれば、新たな〝気〟が通う　172
話して〝気づく〟こと　174
絶望の中で開き直る?!　175
父の思いと逆境　177
本当の生きがいは〝苦〟の中に?!　179
生涯、愚痴を零《こぼ》さず　181
意外に、大久保利通より絶望の深かった西郷隆盛　183
「命もいらず、名もいらぬ」境地　185
「辛酸骨《しんさん》に透《とお》って、わが真を看《み》る」　187
禅の悟りと〝気〟　189
座禅のダイナミズム　191
盟友・勝海舟の証言　193

貧しさに負けぬ〝気〟とは　195
児孫《じそん》の為に美田《びでん》を買わず　197
西郷は、己れに勝つことを学んだ　199
〝気〟が活かされた交渉　201
「志」の溶解しやすい短所　203
ストレスをコントロールできる〝気〟　205

第四章　「気」の無限の可能性

〝気〟を塞《ふさ》ぐ〝三毒〟　210
心に静謐《せいひつ》を持つには――　212
瞑想の力＝「心の工夫」　214
心学の教え　216
〝七情〟の煩悩　218

〝一ツ三昧〟のアドバイス　220
ふと、他人の視線を感じる、の意味　223
「虫が知らせる」「既視感《デジャヴ》」「正夢《まさゆめ》」　225
「0《ゼロ》」は「1《イチ》」にならず　227
時空の哲学と〝気〟の関係　229
ゆらゆら立ち上る、古代中国の〝気〟　232
儒家は浩然《こうぜん》の気を養う　234
老子は〝気〟で宇宙誕生を説いていた?!　236
荘子は「相対性理論」を理解していた?!　237
『列子』が説く宇宙創成の〝気〟　239
「諸子百家」後の発展　241
未来を開く鍵は〝気〟にある　243

第一章　「気」を使う前に

天下取りの三つの条件

ことさら、〝気〟とは何か――などと、問いかける必要はあるまい。

〝気〟とは生きる力＝「生命力」そのものであり、誰でもが普通に持っている。その威力を意識しているかどうか、の差でしかない。

「はじめに」の単語を借りれば、くり返すようだが、気が通っている状態が「元気」で、気が滞《とどこお》ることで起きるのが「病気」となる。〝気〟は誰もが持っているものだが、使い方を知っている人と知らない人では、人生において大きな差が出てしまう。これは問題だ。

たとえば、あなたが風邪を引いたとする。

「これしきの風邪」とカラ元気を出すか、「これは大変なことになった」と気落ちするか、ここで重要なのは「心が体を動かしている」という真理だ。

風邪を引いたのは、体である。ところが世の多くの人々は、体が「弱気」になると、心もそれに同調してしまう。結果、風邪は重くなる。これは東洋医学の考え方でもあった。

――「病は気から」という諺に対して、「病は気で勝つ」ともいう。

世の中には絶対に治るという強い信念、心の持ち方＝気力で、病《やま》いを克服する人もあれば、気落ちしたまま重症化する人もいる。この差は偏《ひとえ》に、心の持ち方（潜在意識）の強弱にあった。

歴史に名を残した人々はこぞって、心の持ち方に独自の工夫があり、〝気〟を出す要領やコツを掴んでいたように思われる。

そういえば豊臣秀吉は、天下取りの器量を問われて、「大気《たいき》」「勇気」「智恵」の三つをあげ、幾人かの例をあげつつ、なかなかいない、と言い切っていた（岡谷繁実《おかのやしげざね》著『名将言行録』）。「智恵」を「根気強く考えること」、と置けば〝三気〟といえようか。言葉はわかりやすいが、要は理解して実践できるかどうか、にあった。よく耳にする、「ピンチはチャンス」を考えればよい。

今度のコロナ禍でもそうだが、人々がどうしようもない苦境や逆境に追いつめられると、かならずといっていいぐらい、くり返し聞かされる言葉だが、「ピンチはチャンス」――冷静に聴けば、ほとんど逆転不可能な、とても好機《チャンス》にできない、絶体絶命の窮地《ピンチ》である場合が大半であるように、筆者には思われてならない。

絶体絶命の「死地」を切り返す〝気〟

つまり、ここでいうピンチは、ほとんど挽回の余地のない「死地」（生きる望みのない場所、場合。生きて帰れない、非常に危険な場所、場合）を指していることが多い。

それこそ、なんとかなる程度なら、そもそもそれはピンチとはいうまい。

――具体的な史上のピンチ＝「死地」をあげてみる。

先の豊臣（当時は羽柴《はしば》）秀吉が、まだ織田信長の家臣であり、織田家の中国方面軍司令官に任命されて、中国攻めで毛利氏と対峙していたとき、本能寺の悲報＝信長の横死が秀吉の陣中にもたらされた。

前方には、二万から三万の毛利の大軍がいる。しかも秀吉はこの時、敵兵力を五万と思い込んでいた。さらに後方には、主君信長を討った明智光秀が一万六千（一万八千とも）の兵を率いて、畿内を平定している。たよれる織田家の友軍（味方）＝方面軍司令官たちは皆、各々の戦闘区域でクギづけにされていた。

秀吉はこの危機を自らの力で突破しなければならなかったが、ピンチの要因は山積していた。たとえば、中国方面軍二万七千五百余――この構成そのものが「死地」の要因となっていた。どういうことか――。

織田軍に敗れたがゆえに、吸収されたもと敵方の敗残の将兵が、中国方面軍の大半を占めていた。彼らは信長の威光が恐ろしくて仕方なく、秀吉の味方についている連中であり、信長の横死を知れば、一気に箍《たが》が外れる懸念があった。ちなみに、中国方面軍のうち、秀吉直属の兵力はわずか六千余にすぎない。

当然のことながら、織田家に忠誠心のないもと敵方の将兵は、信長の急死を知れば、恩賞目当てに司令官の秀吉の首をあげ、目前の毛利氏か後方の光秀軍に、走り込むことが考えられた。可能性ではなく、数のうえからも圧倒的に叛逆する者の方が多かったのである。

この場合のピンチは、秀吉にとっては「死地」そのものであった。

「もうだめだ――」

と彼が心に思った瞬間、秀吉は自滅の道を辿《たど》ったはずだ。

ピンチをチャンスに変える方法

ところが彼は、この「死地」をみごと気力で持ちこたえ、瞬時にして〝気〟を出して、ピンチをチャンスへ転換。しかも一発逆転の、天下人への上昇に変えたのである。

死中に活を求め、「弱気」を「強気」に逆転させたのであった。

秀吉は歴史上の成功者に共通する、気の使い方を行ったのだ。

どう逆転したのか、考えつく読者はすでに〝気〟を活用している方といえる。

まず秀吉は、虹のような想念を心に描こうとした。

もし、この最悪の苦境を脱して、逆臣光秀を討つことができれば、自分は信長さまの後継者となれる——これは絶体絶命の危機の中で、自滅を防ぐために、どうしても必要な処置であった。希望がなければ、もはや「気絶」である。

ここで〝気〟が登場する。すでに触れたように旧字の「氣」は、四方八方に〝気〟が流れていることを表わしていた。どうすれば、虹のような思いが実現可能となるのか。

〝気〟を四方八方へ放射し、秀吉と軍師の黒田《くろだ》官兵衛《かんべえ》（諱《いみな》は孝高《よしたか》）は必死に考えた。思考を前面の毛利氏に向けながら、同時に後方の光秀をも慮《おもんぱか》っている。さらには、心を配下や他の地域にいる友軍にも向けて考えた。

このおり重要なのは、「かならず方法はある」との無謀なまでの強気な信念＝プラス思考であった。もうだめだ、と思った瞬間に「気力」は萎《な》えて、すべては終わる。

ビジネスの世界でも、スポーツの世界でも、投げ出した瞬間に勝負は決するものだ。

気力を奮い立たせるエネルギー源は、秀吉主従の場合、これまでの戦歴であった。

（これまでも、「死地」の連続であった。それでもわれらは生き抜いて来たのだ）

秀吉や官兵衛のように、確固たる実績がなければ、「自分は運がいいのだ」との思い込みであってもよい。〝気〟は流れつづけることに意味がある。自らをカラ元気でも、元気づけられればそれでいい。

あるいは、「ラポール」――意思の疎通性、親密な相互の信頼関係に縋《すが》るのも一手である。尊敬する人物から、「大丈夫だ」と太鼓判を押されると、迷いが一瞬にして晴れることがある。

秀吉は官兵衛を名軍師として、心から頼りにしていた。その男から、「大丈夫、何とかなります」といわれることは大きい。

身近な例でいえば、駆けてきた子供が転《ころ》んで泣いている時、母親が、

「大丈夫、痛いの痛いの飛んでいけーっ」

と呪文（まじないの文句）を唱えると、子供が泣きやむ光景と同じである。

そういえば、「鰯《いわし》の頭も信心から」（いわしの頭のようなつまらないものでも、信じればありがたくみえる）というのもあった。

偽薬《プラシーボ》（形・色・味などを本物そっくりにつくったもの。本物の薬の効きめを客観的に調べるために使う）である。ときに、偽薬を与えられても、「ラポール」の尊敬する医師から「効きめがある」といわれれば、その暗示で、患者の病気が回復することは実際にあっ

た。信じる心の凄まじさを物語っている。

併せて、秀吉と官兵衛の二人は、思い浮かんだ方法論の、一つひとつに執着することをしなかった。時間がない。感覚的に（直感で）ダメだ、と思った案《プラン》は捨てていった。

このあたり、スポーツ選手の良くやるイメージ・トレーニング、メンタルマネージメントと似ているかもしれない（詳しくは後述する）。

〝気〟が通れば形勢は逆転する

いくら巧妙に隠しても、信長の横死はやがて敵味方に知られてしまう。時間の問題だ。心理的に、時間的に追いつめられることで、藁《わら》にも縋《すが》る思いの危機感が、秀吉と官兵衛の〝気〟のエネルギーを、最大限に増幅させることにつながった。

「窮《きゅう》すれば則《すなわ》ち変《へん》じ、変ずれば則ち通ず」（中国古典の『易経《えききょう》』・五経《ごきょう》の一《いつ》に数えられる）何事も、追いつめられて窮すると、そこに変化が生まれ、変化が起これば必ず通じる道＝突破口が開かれるものだ、との意である。

ただし、「弱気」に逃げては、この変化に気づかない。

また、「死地」の恐ろしさに目を背《そむ》けても、変化が起きるまで耐えられない。

いかに巧妙に、味方に主君信長の死を隠すか、を懸命に考えていた秀吉と官兵衛は、色々考えて、しょせんは無理だ、いずれは漏れる、と思いいたったところで、〝気〟の方向を逆転させた。

「ならば、伝えよう。知らせるそのことによって、一気に活路を開こう」

二人がついに考えいたったのが、一つのウワサを味方陣営に流すことであった。

「信長公は光秀に討たれた。しかし、秀吉殿が光秀を討ったならば、秀吉殿は次の天下人になるではないか。もし、そうなったならば、中国方面軍の将士は大名に、兵は将士に出世できる。この世に、これほどの幸運が生涯、二度あるだろうか――」

このウワサは凄まじい威力を発揮し、後世にいう、秀吉の〝中国大返し〟を生み出した。

人間は暗い話よりも、明るい話を好むもの。秀吉の首をあげて、功名を遂げるという陰湿さに比べると、主人の仇討ちに参加し、その目的を果して、自らも栄達する――虹のような明るい方法論は、織田家中国方面軍全体に受け入れられた。

前方に展開している毛利軍に、信長の死が知られていないことを確認した秀吉は、急ぎ毛利氏と講和を結んだ。そのうえで、万一のため官兵衛を現地に残して、毛利軍が破約して追撃をしてきたおりには、攻囲していた備中高松城（現・岡山県岡山市北区）の、水攻めの堤防を決壊させて、追手の足を止める用意も周到に行っている。

その一方で、将兵と武器を分け、武器を船便で別送し、将兵を身軽にして、とにかく畿内にむかって走らせた。備中高松城から野殿《のどの》（現・岡山市北区）、沼城《ぬまじょう》（現・岡山市東区）を経て中継の姫路城（現・兵庫県姫路市）へ、三日間かけて彼らは走ったが、この信じられないようなスピードは、己れの鼻先にぶら下げられたニンジン＝未来の栄達＝欲望の賜物であった。

「志は気の帥なり」

欲望が気力を奮い立たせ、不可能は可能となり、秀吉は守備に残した兵力を引いて、二万の兵力をもって、信長の三男・織田（神戸《かんべ》）信孝《のぶたか》から、山崎の合戦の指揮権を奪った。

――ここでも、歴史に学ぶには注意が必要である。

戦国の世では、大会戦を戦う場合、集《つど》う将領のうちで一番兵力を多く率いてきた者が、総大将となる、とのルールがあった。

姫路で四日間、小休止している間に、官兵衛は主君信長の首が何処にも晒《さら》されていないことを確認している。秀吉はそれを受けて、「上様（信長公）は生きている。今、安土城におられる」と畿内の織田系の大名（中川清秀《きよひで》や高山右近《うこん》ら）に手紙を出し、自軍への合流を働きかけたのである。

本能寺が炎に包まれたことは、織田系の大名たちは皆、知っていた。おそらく信長が横死したことも間違いあるまい、と。だが、その首は何処にも晒されてはいない。

（万一、上様が生きておられたならば……）

彼らはその一点をおそれ、中国方面軍に加わった。

結果、秀吉の軍勢は三万六千余となった（実数には諸説ある）。

これに比べて信孝は、四国攻めに一万四千の兵力を持ちながら、事前の工作を何一つせず、信長の死を知られて方面軍は空中分解、残った四千の兵をもって茫然自失としていたのであった。そのため彼は、ついには家来の秀吉の指揮下に入り、そのため山崎（現・京都府乙訓《おとくに》郡大山崎町《おおやまざきちょう》）で秀吉が光秀を討ってのちの、信長の後継者争いに大きく後れをとることになったのである。

もしも秀吉が、直属の六千余のみを、生命《いのち》からがら畿内へ旋回させたとすれば、途中の脱落者も含めて、信孝に総大将を思いとどまらせることはできなかったに違いない。

秀吉の「強気」が、幸運を運んだ一例といえよう。

〝気〟が使えると、出す〝気〟が次々と勢いをもって、課題を解決してくれることにつながった。これを〝気〟が通うというのだが、そのとき心は自由自在に動き、発想も柔軟になり、良いアイディアが次々と浮かんでくるものだ。勢いが倍加するのである。
「志《こころざし》は気の帥《すい》なり」（『孟子《もうし》』・〝四書〟の一《いつ》）
という言葉がある。「志」は思想精神、秀吉の将来への野望、心そのものといってよい。〝気〟は体に満ちている元気、気力のことで、「帥」は軍の最高責任者のこと。「気は体《たい》の充《じゅう》なり」とも。〝気〟が出たならば、その流れを止めてはいけない。

「無明」と「きつくひっぱらず」

ただし、力《りき》んでしまうと、かえって〝気〟が滞ってしまう。

〝気〟は心のエネルギーであり、より多く、より強く発揮するには、肩の力を抜いて、頭の先から足の先までの力みをとることが大切である。武道の世界でいう自然体――。よく力強いということを誤解する人がいるが、たとえば剣の仕合《しあい》の場合、立ち合う前から緊張して、体中がカチカチになっていたならば、まず勝目はない。

赤穂浪士の大石内蔵助《おおいしくらのすけ》、大石瀬左衛門《せざえもん》、潮田又之丞《うしおだまたのじょう》、近松勘六《ちかまつかんろく》らが学んだ剣術・東軍流

では、流儀の根本に、

「無明切り《むみょうぎ》」

を置いている。

「無明」とは、「見れども見えず、これみな無明なり」――つまり、心身が固まって周囲が見えない状態を指す。自分で自分が、わからなくなってしまっているのである。

「敵の太刀筋も見えず、間合い《まあ》（距離）もわからず、太刀（真剣）の光に怖れて眼をふさぎ、固唾《かたず》をのみ、あるいは（相手の）掛け声に驚き、あわてて眼をつむったまま飛び込むから、向うへ（太刀が）届かないどころか、自分で自分の足を切る始末となる」

と伝書にある。

人間の本性は本来、強くない。くよくよと過去にとらわれ、拘泥《こうでい》し、狐疑逡巡《こぎしゅんじゅん》していては、いざというとき、心身ともに思うようには動かないものだ。

これらの無明を断り断つことから、東軍流では剣術の修行を始めた。

宮本武蔵も自著『五輪書《ごりんのしょ》』の水之巻で、

「心を広く直《すぐ》にして、きつくひっぱらず」

と述べている。

常に広い視野に立って、真実を見極めなければならない、と彼はいいつつ、「きつくひっぱらず」＝緊張しすぎることのないように、と注意している。が、それがなかなかに難しい。できるようになれば、〝気〟は自然と使えるのだが……。

修業に絶望した武蔵?!

「きつくひっぱらず」（緊張するな）といっていた武蔵が、仙人のもとに修行に行く話が、『極意の書』（本荘可宗《ほんじょうかそう》著・昭和十四年刊）に載っている。

著者も冒頭で「巷説《こうせつ》（世間のうわさ、風評）であるが」とことわっているから、もとより実話ではなく創り話だが、同じような内容を語った道理《どうり》の話（正しくてもっともな話）は多くの武芸流派に存在した。

剣の道を極めようとした武蔵が、そのために仙人の修業を積むことを思いつき、「某《ぼう》歳《さい》」「或《ある》深山」に踏み入り、仙人への弟子入りを頼み込み、色々な試験に合格《パス》して、念願の弟子入りが叶う。

さて、いよいよこれから修業が本格的に始まる、というまさにそのとき、武蔵は「千《せん》仞《じん》」（非常に深い）の、「下を見ると眼も眩《くら》むばかりの峻立《しゅんりつ》した絶壁」に、目隠しをされてつれていかれる。目はみえずとも、一歩進めば「身は粉微塵《こなみじん》」となり、深い崖下からは「陰湿《しめ》っぽい死の風が蹌《よろ》めいて」いた。

その武蔵に仙人は、「腹に滲《し》みる重みのある聲《こえ》で、『前に進め！』」と言う。仙人の修業は、何でも仙師の命《めい》ずるままに行動せねばならない。

さしもの武蔵も、ここで膝頭《ひざがしら》がガタガタ慄《ふる》えてしまい、如何《どう》にも前へ進めない。

――彼はぺちゃんこに坐《すわ》って、謝罪《あやま》った。前には進めません、と。

すると仙人はいう。

「お前は矢張《やは》り、人間仲間で剣術を誇っているのがお似合いだ。お前は剣の達人にはなれるだろうが、剣仙《けんせん》にはなれぬ。まあまあ、達人という程度のところで、人間の衆愚《しゅうぐ》共にやんやと賞《ほ》め囃《はや》されなさい。仙術の器でない」

そういわれて、武蔵は目隠しを取られると、絶壁の巌頭《がんとう》まではまだ三、四歩《ほ》の余地があった。しかも彼は、断崖絶壁を向いてもいなかった。

武蔵ははっとして、入門の際に仙師が彼にいった言葉を思い起こした。

「わしはお前を殺すことは絶対に無い。仙術は人を殺すものでなしに、人を活かすものだ。今度の修業も、ただ一つ、この事を覚えて置けばいい」

武蔵は自分を叱責《しっせき》しながら、叫ぶ。

「――それを、私は、死にやしないかと心配したのだ！」

かくして彼は、敗残兵のように山を降りて木立《こだち》のなかに消えていった。

――その後、武蔵の剣法には、この仙人落第の恥から得た示唆が加わって、一段と輝けるものになったという。

似た話は多い。いついかなる時でも、自然体でゆったりと構える。「平常心」を持てればいいのだが、これがなかなかできないのが実際問題であろう。

人は普通、千仞の絶壁に立たされれば、膝頭がふるえ、座り込む。しかし、前述でいうこの「無明」を脱しなければ、〝気〟を出すことや通すことはできない。

「無明住地煩悩」を説いた沢庵

武蔵の『五輪書』に並ぶ、兵法の極意を語ったものに、徳川将軍家の剣術指南役をつとめた柳生但馬守宗矩《やぎゅうたじまのかみむねのり》の『兵法家伝書《へいほうかでんしょ》』がある。この書を述べるにあたって、宗矩が頼りとしたのが禅僧・沢庵宗彭《たくあんそうほう》であった。

その沢庵が宗矩に、「無明住地煩悩《むみょうじゅうちぼんのう》」について語った話が、前述の『極意の書』に出ていた。以下、読みやすく現代文に直してみる。

――仏法に無明という事がある。無明とは明《あか》りが差さないということで、迷いをいう。住地とは止まる位という事である。仏法修業には五十二位《い》の種類があるが、その途中で物事に心が停止してしまい、留《とどま》ることを「住地」というのである。

――「止まる」というのは、何事につけても、その事に心が留ることをいう。剣法で申すならば、相手の構えを一目みて、「これはできる」と思い、勝てないのではないか、と心が止まって居竦《いすく》まるようなもの。これでは勝つことはできない。

――構えを見ることは見るけれども、そこに心を止めず、向うの打ちかかってくる拍子に合わせて、打とうとは思わず、思案分別を残さず（考えすぎないで）、相手の太刀に心を卒度《すこし》も止めず、その儘《まま》つけ入って、向うの太刀に応ずれば、自分を斬ろうとする刀を自分の方へもぎ取って、却《かえ》って向うを斬る刀とすることができる。禅宗ではこれを、

「還《かえ》って槍頭《そうとう》を把《と》りて、倒《さか》さまに人を刺し来《きた》る」

といった。相手の槍をもぎ取って、それで相手を斬るという意味である。

さすがに、柳生宗矩を支えた沢庵の言葉は、剣の極意を語っていたが、「自分を斬ろうとする刀を自分の方へもぎ取る」?! どうやって……。

これでは何のことやら、読者諸氏には理解不十分であるに違いない。

「心」を心の奥底＝潜在意識と考えてみると、わかりやすい。

「たぶん勝てない」とマイナス思考を仕合う前にもっていれば、すでに勝負はそこでついている。仮に10の実力のある相手に対して、6しか実力のない者が立ち向かうとする。10－6＝4、向こうには余力が4もあり、とても勝つことはできない。

しかし、「自分を斬ろうとする刀を自分の方へもぎ取る」ことができれば、相手の実力の半分を奪うことができ、こちらは6＋5＝11となり、半分になった相手に対しては、11－5＝6——今度はこちらが、相手を圧倒する余力をもつこととなる。

そのためには力みを捨て去り、心を弛緩《リラックス》して、〝気〟＝集中力を漲《みなぎ》らせればよい。

ただ、理屈は理屈。畳水練《たたみすいれん》ではないが、実際に11－5＝6が出来なければ意味はない。

具体的な方法については、第二章で詳しく述べる。まずは、前提について——。

否定的《ネガティブ》な〝気〟はなかなか消えない

苦境や逆境に追いつめられたとき、逆転の〝気〟を出すには、自らを勇気づけられるような、鼓舞《こぶ》できるような、強固たる信念や自信があればいい。前述の秀吉や官兵衛のように、自らの実績を思い出せればベストだ。「ラポール」に縋るのも悪くない。

スポーツ選手ならば、それまで積みあげてきた練習の質と量を思い浮かべればいい。

しかし、世の中には本番に弱い人というのがいる。普段の練習では絶対勝てそうなのに、いざ試合になると、ここ一番で敗けてしまう――模擬試験の成績はいいのに、肝心の志望校の試験にしくじる受験生も、そもそもは、心に問題（弱さ）があるとしか思えない。

世の中には、「自分は運がいい」、「強運の持ち主だ」といった肯定的《ポジティブ》な想念を、端《はな》（はじめ）から持てない人がいる。

結構、まじめで一生懸命に取り組みながら、自らを否定的《ネガティブ》にみる、ドライで客観的な人に多いのだが、これまでの人生をふり返って、何事も後向きに結論づけ、

「どうせ、私にはできない――」

と何事も始める前から、さじを投げてしまうタイプの人――。

こういう人には、心を強くするため、これまで広く読まれてきた中村天風《なかむらてんぷう》の『真人生の探究』『研心抄』『錬身抄』、ジョセフ・マーフィーの『眠りながら成功する』、ナポレオ

ン・ヒルの『思考は現実化する』、デール・カーネギーの『道は開ける』などを、読まれることをお薦めする。

肯定的《ポジティブ》な想念をくり返し読み、声に出し、書き写し、心に焼きつけることができれば、否定的《ネガティブ》な想念は消える。

心が体を動かす原理において、自らを認める方向にもっていかなければ、表面上はともかく、心の底から〝気〟を出すことができない。〝気〟を出しましょう、と声をかけても、自らに否定的《ネガティブ》な気持ちを心の底に持ちつづけているため、これが邪魔して〝気〟は流れ出ない。〝気〟が体内から先へ伸びず、ちぢこまり、滞ってしまうのである。

否定的《ネガティブ》な想念を消そうとしても、消そう消そうと思う尻からマイナスの〝気〟が生じ、かえってこびりつく層を厚くしてしまうのが、実際のところではあるまいか。

では、この消せない想念を、どうやれば消すことができるのか。

フロイトの説く〝氷山の一角〟

中学、高校と登校拒否をして、自宅にひきこもっていた知人に話を聞いたことがある。

その人は朝起きて「学校に行きたくない」と思い、親にそれを口にして、クラスメイトや先生が呼びに来ても拒否、頑《かたく》なに自分の部屋から出ようとしなかったという。

起きるのは、学校に行かされるかもしれない時間が経過したあと。誰も呼びに来ない、昼近くになってからである。そのようなことを長くくり返したこの人は、あるときふと、学校に行ってみようか、という気になった。

ところが朝、目が覚めてベッドから出ようとしても、体が動かないのである。

――ここが、運命の分かれ道であった。

「学校にいってみようか」と思い立ったところで、〝気〟はすでに発生しているのだが、ベッドから出ようと焦るものの、体が起きあがらない。〝気〟が通らないのだ。

意識はしっかりとしているのに、体が言うことをきかない。

この人がベッドから起きあがれたのは、いつもの時間＝昼前になってからであった。これが潜在意識の、恐ろしいところである。思いが心に届いていないのだ。

精神分析学の祖・フロイトは著書『ヒステリーの研究』の中で、潜在意識の強さ、大きさについて、〝氷山の一角〟（顕在意識）ということを述べている。

海面上に現われている氷山は、ほんのわずかな一部でしかないが、見えない海面下には極めて巨大な塊があるのに、人々は目に見える部分のみを氷山と思い込み、海中の巨大な塊を見えないことで忘れてしまうことが多い。この塊こそが潜在意識である。これを変えないかぎり、〝氷山の一角〟は変わらない。思考のマイナスはプラスにならず、ひきこもった人は自分の部屋を出ることができない。

自分自身にくり返しくり返し、マイナスの暗示をかけたのだから、おいそれと解けるわけはなかった。

信じられない抜擢人事

だが逆にいえば、自らに「自分は不幸だ」「ダメなやつだ」「不運だ」と思い込んだ人がいて、長い間、そうしたマイナス思考をくり返していたとしても、それを打ち砕いて〝気〟を通せば、新しい暗示を自らに与えることができさえすれば、間違いなくプラス思考に変わるということになる。

——このプラス思考は、ときに国家の運命をも変える力をもっていた。

明治三十六年（一九〇三）、来たる国運を懸けた日露戦争に先立って、日本の命運を担う連合艦隊（開戦までは常備艦隊）の司令長官に東郷平八郎《とうごうへいはちろう》中将が選ばれた。

彼は幕末の日本海軍においては、正規の教育を受けたとはいいがたく、明治四年にイギリスへ海軍留学をしたことがあったが、イギリスは東郷を名門ダートマスの海軍兵学校に入学させることを拒み、かわりにテームズ河畔の商船学校にのみ入学を認めた。

とても、エリート士官の待遇とはいいがたい。東郷は商船の運航従事者の教育しか、受けていなかったことになる。加えて東郷個人はリュウマチを病み、休職することもあった。

しかも日露開戦前は、舞鶴鎮守府司令長官という閑職にいた。

海軍関係者のみならず、政府・官僚もこの人事には一様に首を傾げてしまう。

「とりわけて無能とまではいわぬが、要するに凡将であろう」

それが抜擢《ばってき》されたのは、藩閥薩摩（現・鹿児島県）の出身者であったからに違いない。

部下の将官たちは東郷に、決して高い評価をくださなかった。

「停車場の前が埋立地であったので、地面がでこぼこしていて、水溜りもある。東郷さんはその埋立地をヨボヨボ下を向いて歩くのだから、いよいよこの人は駄目だと思った」

東郷を出迎えた森山慶三郎少佐（第二艦隊第四戦隊参謀）などは、回想している。

一方で東郷の前の、常備艦隊司令長官・日高壮之丞《ひだかそうのじょう》は、同じ薩摩藩出身とはいえ、スタ―然とした人物であり、〝華〟があった。日高は東郷より一歳の年下。経歴は似たりよったりだったが、日高の性格は明るく、いかにも〝薩摩隼人《はやと》〟を思わせる力強さがあった。

人々は日露の風雲が急をつげるとき、当然のごとくこの日高こそが、戦時の連合艦隊司令長官をつとめるものだ、と期待していた。日高本人もそう思っていたようだ。

ところが彼は、東郷と入れ替わりに舞鶴鎮守府司令長官へ移動となる。

「東郷は運の良い男でございます」

この人事に一番驚いたのは、明治天皇（第百二十二代）であったかもしれない。

なぜ、このような人選になったのか、とときの海軍大臣・山本権兵衛《やまもとごんのひょうえ》に下問した。

山本は海軍省官房主事（のちの海軍省主事）時代に、大佐の身分で正規の教育を受けていないサムライあがりの将官八名、佐官・尉官八十九名という大量の首切りを断行したことがあった。明治二十六年のこと。一方で正規の海軍兵学校教育を受けた士官を海軍運営の主座にすえ、ほぼ独力で明治海軍を近代化したといわれる人物である。

その山本が、明治天皇に問われて答えたのが、

「東郷は運の良い男でございます」

という一言であった。

これは広く伝播された逸話である。なるほど東郷は戊辰戦争以来、近代日本が経験した

すべての戦役に出撃して、生き残っていた。

だが、詳細にみてみると、最初に彼が従軍した慶応四年（一八六八）正月四日の阿波沖（兵庫沖）海戦では、藩船「春日丸《かすがまる》」で従軍したものの、旧幕府の主力軍艦「開陽丸《かいようまる》」と一戦に及び、「春日丸」は勝てずに戦線を離脱し、その後には自沈している。

特段の輝かしい戦歴のなさに加えて、病身での休職。先の海軍幹部の大整理《リストラ》のおり、大佐の東郷は、一度はそのリストに名前があがっていた。これらのどこが、運が良いといえるのであろうか。

現に、この人事に納得がいかず、激昂した日高壮之丞は山本邸に押し掛けて、決闘を申し込んでいる（『東郷元帥と山本権兵衛伯』松波仁一郎《まつなみにいちろう》述）。

「無論お上《かみ》の御命令だが奏請したのは貴様に違《ちがい》ひない。さあ決闘する。決闘しなければ武士の面目が立たぬ」（同上）

山本は「わしを殺すと云《い》ふのか。オイ日高、そう急《い》そがずとマアわしの言《う》ふことを克《よ》く聴け」（同上）――そういって「わしはお前と長《な》がの年月心易《こころやす》い仲だから、お前の性質はよく知って居る」（同上）

そういって、日高のカッとする性格、カッとなって何事かを仕出《しで》かし、あとで後悔する

性癖を述べた。あわせて、

「ところが、お前に反して東郷は、物事を先《ま》づじっくりと考《え》へ、そしてやる時はグワンとやる、わしは平常、東郷のやり方を見て居《い》るが、彼は大事に当って能《よ》くやる人だから、此《この》度《たび》の事（日露戦争）は東郷が良いと思って奏請したのだ。お前を轉任《てんにん》させるのは友人としてわしも辛いが、国家の大事、已《や》むを得ない」（同上）

山本はそう返答し、改めて次の日の未明にやってきた日高は、一晩考えて反省したようだ。その通りだった、と山本に謝っている。

運、不運を決めるもの

史実は独断専行で大本営（海軍軍令部）を無視しがちな日高に比べて、東郷は中央の指令に従うまじめさを持っていた。

この開戦のおり、海軍の衆望を一手に担っていたのは、海軍少佐で参謀長をつとめることになった島村速雄《しまむらはやお》であった。

ときの海軍大臣・山本権兵衛は熟慮の末、本命といわれた日高壮之丞をしりぞけ、島村が買う東郷の起用に踏みきった。東郷は、異例ながら四十六歳の島村を開戦となるや、第二艦隊第二戦隊司令官となし、彼が兵学校で創りあげた艦隊操法をもって、島村が自ら育てた海軍兵学校出の若手エリート艦長たちを率いて、日本の命運を決する日本海海戦に臨む。

日露開戦後、島村は東郷を助け、その期待に応えて名参謀ぶりを発揮するが、ロシア艦隊も日本の艦隊の習性《クセ》＝一定の運動を読み、それを衝《つ》いて五十個もの水雷を沈め、日本の戦艦「初瀬《はつせ》」「八島《やしま》」を接触させて沈没させることに成功した局面があった。

六隻しかないトラの子の戦艦のうち、瞬《また》く間《たま》に二隻がこの世から消えた。この損失には、自分たちが国運を担う、と自負するエリート艦長・参謀たちも顔色を変え、ただ茫然自失《ぼうぜんじしつ》の態《てい》となった。このときである。東郷がはじめて、その秘めていた真価を発揮したのだ。

彼は相次ぐ悲報の中、顔色一つ変えることなく、報告にくる艦長・士官たちに向かって、ただ一言、

「ご苦労でした」

とだけ、告げた。

激昂も悲憤も一切面《おもて》に表わさず、虚勢も張らず、強がりもいわない。東郷はいつもと何ら変わらぬ態度で、終始した。歴戦で練った〝気〟の力、潜在意識といってよい。

おかげで海軍は動揺することなく、連合艦隊の日本海海戦の圧勝となり、かろうじて日露戦争に勝利した（史実は引き分け）。

東郷平八郎は明治三十七年の時点で海軍大将となっており、大正二年（一九一三）には元帥《げんすい》。昭和九年（一九三四）五月三十日、八十八歳をもってこの世を去った。国民は東郷を、国葬をもって送っている。

歴史上の人物の評伝を書くおり、その人の自叙伝、回顧録、他者による伝記などにも目を通すが、成功したといわれる人物——たとえば、東郷平八郎や冒頭の信長・秀吉・家康といった人々——が「努力を人一倍した」とか「信念を持ってやった」とか、「自分には才能があった」といったいい方を、ほとんど見かけたことがない。逆に、「たまたま運が良かったのです」という意味の、謙虚な表現が多いことに気がつく。

これは、どういうことであろうか。

思い込む力で人生を変える

そもそも、プラス思考＝肯定的《ポジティブ》な想念を裏づけるもの自体が、根源的には存在しないのではあるまいか。１００パーセントのうち、何パーセントの確信、自信、達成予想を持てば、運は転がりこんでくるのか。80パーセント、60パーセント——もしかしたら、わずか1パーセントでも、遮二無二《しゃにむに》「行ける」との思いを強くもって突き進み、相手の99パーセントから50パーセントを奪えば、51対49で勝てる。幸運は手に入るのではあるまいか。

なるほど秀吉は、必死の思いで最悪の「死地」を脱し、〝中国大返し〟を成功させた。これは彼が気を肯定的《ポジティブ》にプラスに転じて、全身に〝気〟を漲《みなぎ》らせ、放出したからこその結果であった。「無理でも」幸運だ、やれる、と思い込むことが、良い運を手繰り寄せることにつながったように、筆者には思えてならない。

「はじめに」でも述べたように、人間100パーセント幸福な人、というのは存在しない。逆もまた、真なりであろう。自分の長所に目を向けることだ。

できれば心に伝わるように、毎朝、毎晩、口に出して自分をほめるとよい。鏡に向かって、プラス思考を声に出せば、それだけ〝気〟は心に伝わり、正しく流れるはずだ。

ただし、愚痴や言い訳などのマイナス思考は交《ま》ぜてはいけない。これは避けるべきである。無理をしても、プラスのみを探そう。

孔子の言葉に、

「遇《ぐう》と不遇とは時《とき》なり」（『荀子《じゅんし》』）

というのがある。

人の運命にはうまくいくときと、そうでない場合があり、それはすべて時世の如何によるものであるから、不遇にもいたずらに悲観することなく、また、時を得たからとて得意になりすぎないのがよい、との忠告だが、なかなかこれが難しい

後世に名をとどめた歴史上の人物をみても、常に絶好調であった、などという人は存在しない。むしろ、逆境に迷い悩んで、その苦境から必死になって脱出することにより、好機《チャンス》をつかんだ、といった例のほうが顕著である。

言い換えれば、下積みや失意のなかにあって、それでも這《は》いあがろうと〝気〟を出しつづけ、努力した人だけが、のちに栄光をつかめた、ということになりそうだ。

――ここに生涯、自らに向かってプラス思考を暗示しつづけた、格好の参考《モデルケース》がいる。

おそらくは、本人も自身のことながら、あきれているのではなかろうか、と思われる奇《き》想天外《そうてんがい》な生涯を送った人物がいた。日本の経済界に幾多の功績を残し、七度、大蔵大臣となって国家財政を確立した大立者・高橋是清《これきよ》である。

ダルマさん、自らを楽天家に鍛える

是清はその善良そうな風貌から、はた目には〝ダルマさん〟などと呼ばれた。

「私は子供の時から、自分は幸福者だ、運のいい者だということを深く思いこんで居た。それでどんな失敗をしても、窮地に陥っても、自分にはいつかよい運が転換してくるものだ」と一心に努力したと、自伝（『高橋是清伝』）のなかで述べている。

だが、この言葉は額面どおりには受け取れない。

少なくとも出生においてすら、彼は幸福者ではなかったからである。幕末の嘉永七年（一八五四）閏《うるう》七月二十七日、是清はこの世に生を受けたが、彼はいわゆる〝不義の子〟であり、父は幕府の屏風絵などを描いていた御同胞頭支配絵師・川村庄右衛門（四十七歳）で、母は川村家に子守奉公にきていたきん（十六歳）であったという。

そのため是清は生後まもなく、芝愛宕下の仙台藩中屋敷の長屋に住む、足軽・高橋覚治《かくじ》（是忠《これただ》）のもとに里子に出されている。暗い生い立ちながら、是清は自らを楽天家として自己暗示にかけた。少しでもよいことがあれば、自分は幸福者だ、と心底思い、いやなことが起こると、そのうちによくなると思い、わずらうのをやめている。

己れが利潑《りはつ》であったことも、彼は天に感謝していたかもしれない。

その後、足軽の子ゆえに、上級武士が毛嫌いした語学（英語）研修生に選抜され、横浜のアメリカ人医師ヘボンの塾で勉強する機会に恵まれた是清は、その延長でアメリカ留学を命じられる。

ところが、この留学を請け負ったヴァン・リードがとんだ喰わせ者で、是清はなんと奴隷として売り飛ばされてしまった。幸い、仙台藩を脱藩してサンフランシスコに来ていた人物に助けられ、明治元年（一八六八）十二月、是清は日本へ帰りついている。

すると彼は〝新知識〟（欧米列強の知識を持っている人）として重宝がられ、開成学校（のちの大学南校→東京帝国大学の前身）の教官となった。十六歳にして。

だが、教育者としての自覚のないまま、茶屋遊びに溺《おぼ》れた是清はクビ。馴染《なじ》みの芸者の家に転がり込み、彼は今度は箱屋の手伝いで芸者の付き人になりさがる。

その後、〝新知識〟のおかげで教師や官僚となった是清は、七転び八起で明治二十年には農商務省の初代特許局長となり、二年後には東京農林学校（東京大学農学部の前身）の学校長を兼務するまでになる。

「落魄《らくはく》時代」に猛省

――けれども、彼の人生はここからまたしても暗転する。

南米ペルーの鉱山経営に燃えた是清は、だまされたあげく、役人の地位を捨て、すべてを失うことに。千五百坪の邸宅を売り払い、債務を清算した是清は、家賃六円（今日の十二万円ほど）の小さな借家に引っ越して、再起を賭けてペルーでの鉱山経営を目指し、若者を現地へ送るプランも立てたが、賛同者が現れず失敗。やむなく海外をあきらめて、国内の農場経営を企てたものの、これもあえなく挫折してしまう。

あせった是清は、上州天沼《あまぬま》（現・群馬県利根郡みなかみ町）の鉱山にも手を出したが、これも水泡に帰する。肩書、財産、そして信用を失墜した彼には、膨大な借金と「山師」の悪名だけが残った。

これまでのパターンなら、このあたりで改めて浮上するところだが、今度ばかりはそうはいかなかったようだ。是清にとっての打出の小槌＝〝新知識〟が、すでに過去のものとなりつつあった。彼より若くて優れた〝新知識〟が、陸続と欧米諸国を駆けめぐり、日本の国家運営を支えるようになっていたのである。

極度に信用をなくした是清には、声はかかっても、それ以上に大きな反発、「あのような山師を――」との侮蔑の声が沸き起こった。

「落魄《らくはく》時代」

と自らも認めたドン底の暮らし――妻は毛糸編みの手内職を、息子たちは蜆《しじみ》売りをするといって、この不甲斐ない家長を励ました。いよいよ都落ちか、とさしもの楽天家の是清も観念したときであった。

ときの日本銀行総裁（三代目）川田小一郎から、お呼びがかかる。

川田からペルーでの一件を訊《たず》ねられた是清は、己れを飾ることなく、ありのままにすべてを話したようだ。それが幸いしたのだろう、好印象を持った川田は実業界への就職の希望について、重ねて是清に質《ただ》してくれた。

「自分はこれまで官界しか知らなかった人間です。実業界は未知の世界ですから、丁稚《でっち》・小僧からやらせていただければと思っています」

ほどなく、川田から山陽鉄道（のちのＪＲ山陽本線）の社長・中上川彦次郎《なかみがわひこじろう》が、〝三井〟に移った後任にどうか、との打診があった。以前の是清なら、飛びついていたかもしれない。が、経験・知識の乏しい世界へトップとして出向くのは、無謀なことだと深く反省した是清は、川田の怒りを覚悟で断った。

丁稚・小僧からはじめたい、という是清に、川田は、

「玄関番でもよいか」

とたたみこむように尋ねた。是清に異存はなかった。

日本銀行の建築事務所主任の職が用意された。だが、これは正社員ですらなかった。かつての農商務省特許局長のエリートからすれば、雲泥の差の地位《ポスト》というべきであったろう。

「禍《か》と福とは門を同じくす」

しかし是清はこの臨時職を承《う》け、やがて正社員となり、のちの日露戦争に際しては、イギリスに渡り、多難をきわめた（日本はロシアに負けるとみられていたため）数次にわたる外債募集を成功させ、明治四十四年（一九一一）、ついには日本銀行総裁となった。

その後も是清は、請われるままに、大蔵大臣を七度も務めている。

第一次世界大戦による、軍需景気とその反動。世界恐慌のおりも、赤字公債という応急措置を講じて、見事に国難を切り抜けてみせた。もっとも、是清が一時の便法としたこの手段（歳入不足を補うため、公債を発行して日銀に引き受けさせて所要資金を調達する）は、のちの日本政府の常套手段となってしまう。

昭和十一年（一九三六）、軍部のとめどもない軍事費の要求によって、赤字公債の発行額は、きわめて危険な状態に陥ってしまった。軍事費は、一般会計歳出（公債除く）の五割を超える。是清は軍事費の抑制を主張し、軍部の復活要求に激しく抵抗した。

その結果が、二・二六事件に繋がっていく。

青年将校の七発の凶弾と一刀が、八十三歳の老財政家を死にいたらしめた。

だが、是清の生涯は、見事に雌伏の時代を耐え、努力したことにおいて、あるいは、後半生の業績をも含め、まさに男子の本懐を遂げたものであったことに間違いはない。

「禍《か》と福とは門を同じくす。利《り》と害《がい》とは隣《となり》を為《な》す」（『淮南子《えなんじ》』）

禍《わざわ》いの来るのも、幸福が来るのも、同じ門からであって、人が各々を招くのである。

同時に、利益と損害もはなはだしく異なるもののように思うが、実は利と思うものは反面に害を招き、害と思うものは他方に利のもととなることが多い。

つまり禍と福、利と害は常に隣をなし、表裏をなす関係にあるのだ、との意である。

要はそのことを、理解しているかどうか——。

そうかと思うと、類は友を呼ぶ、というのもあった。

「同声《どうせい》は相応《あいおう》じ、同気は相求む」（〝五経〟の一・『易経《えききょう》』）

万物はことごとく、その同類に就《つ》く。水は湿地に流れ、火は燥《かわ》いたものに燃え就《つ》く。

人間も同じで、君子には君子の友があり、小人には小人の友がある。

これは孔子の言葉だが、読者諸氏もご自身の周囲をみまわしていただきたい。最大の長所がそのまま、最悪の短所につながっている事例に、心当りはあるまいか。

――人間関係も同断である。

常日頃から、仕事や会社に対して不平・不満を持ちつづけている人、その愚痴を口にする人のまわりには、おそらく同類の人が集《つど》っているはずだ。怒り、憎悪、嫌悪といった感情もしかりである。伝染もするし、呼応《こおう》もする。

逆も真なり、である。他人《ひと》に感謝の言葉を素直に口にできる人のまわりには、良い人間関係を築ける人が集うものだ。

前述した言霊の原理からいっても、肯定的《ポジティブ》な言葉が飛び交う環境には、自然と正しい（前向きな）気が流れるものである。

心が体を動かしている。心に共鳴するものが〝気〟となって、引き寄せられるのだ。

こういう良い人間関係の中に、否定的《ネガティブ》な人が入ればどうなるか。その人は間違いなく肯定的《ポジティブ》な人間に変わる。変わらざるを得ないのである。これを〝合気〟という。

「昭和」と「令和」はまったく違う

余談ながら、〝気〟を導くうえで重要なことの一つに、「ほめる」ということがある。

筆者は「昭和」の生まれであり、漫画やアニメで〝根性もの〟が一世を風靡していた時代に、十代をすごしたため、叱られる、なぐられる、体罰あたり前という教育――今からふり返れば、パワハラ、モラハラに相当するような、教えられ方を散々した。当時はそれが、何の問題も生じずに通用していたのである。

そのため、「平成」生まれの人々と意思疎通《コミュニケーション》をうまくとれないことがある。

人はなかなか、自らが馴染《なじ》んだ環境を脱することができない。

「昭和」の人は一般に、自らが受けた教育のやり方＝弊害で、「ダメだ」とまず現実を否定してから、どうすればいいのか、を語る（教える）。その際も問題点を冷ややかに指摘することが多く、聞いている相手がそのことで、やる気を失っていることに気がつかない場合が少なくない。

なぜならば、「昭和」はそれでも萎縮せずに、「なにくそ――」「よくもいいやがったな」と相手を見返すべく、燃えて立ち直って、挑む仕組ができていたのである。

ただし、このやり方が通用したのは、「昭和」も正確には高度経済成長期のみ。

『ジャパン・アズ・ナンバーワン』（Japan as Number One）というベストセラーが日本に登場したのが、昭和五十四年（一九七九）のこと。昭和六十年の九月にプラザ合意が成立したが、筆者はここが、日本の高度経済成長の終焉＝頂点だったと思っている。

にもかかわらず、調子にのった日本は〝バブル〟の宴《うたげ》をうたい、平成元年（一九八九）十二月二十九日には、株式の東京証券取引所において、日経平均が終値《おわりね》で三万八千九百十五円八十七銭――再びめぐってくることのない、史上最高値をつけた。

日本経済はここから、〝まさか〟の下り坂をくだりつづけ、今に至っている。

いわば、「弱り目に祟《たた》り目」――マイナスの気を、日本人全体が発しているようなもの。

日本は中国にGNP世界第二位の地位をゆずり、平成五年には〝就職氷河期〟（リーマンショック後の、平成二十年頃からは〝超氷河期〟）という言葉が使われるほどの企業就職難となり、いつしか非正規雇用（契約社員、フリーター）は正規採用者を含む全被雇用者の40パーセントに迫る世の中となった。

――「令和」はもとよりのこと、「平成」は「昭和」とはまったく違うのだ。

「昭和」の「平成」への対処法

「平成」生まれは挨拶ができない。敬語を使えない。上下意識が薄い。電話の応対ができない。手書きの文章が書けない――云々。

あげつらえば切りがない。長所は短所である。「平成」生まれを、うらやましく思うところがないわけではない。場の雰囲気を大切にする、いいところを素直に認める、やれそうなところから接近《アプローチ》してみる、個人主義に徹している、手順を踏むものごとの進め方などは、ほとんど「昭和」にはなかったやり方であった。

筆者は「平成」生まれの人々を、同じ日本人だとは思わないことにしている。

別の国の人だが、仲間だと考えて接してきた。

おそらく、中世の戦国時代前夜の十一年間つづいた、応仁の乱によって、日本人が一変したのと同じほどの変革が、「平成」の三十年間にあったと筆者はみている。

では、どのように「昭和」は「平成」と接すればいいのか。

割り切ったいい方をすれば、「ほめること」だと思う。

「昭和」が激しいスパルタ式、ダメ出しの連続をもって良し、とした時代ならば、「平成」は真逆と心得るべし。常に寛容の精神で接し、決して怒らない。少しでもいいところ、ほんのわずかな功績でも、その都度、ほめることによって相手のやる気は上昇する。

かつては、「なにくそ――」でエンジンがかかったものだが、昨今は「そうか、これでいいのか、よし」と思考させることが主流となっているように思われる。そのためにも常に、プラス思考＝肯定的《ポジティブ》な気を相手に送るようにしなければならない。

これは自分に対して我慢を強《し》いることではない。もし忍耐と受け取ったならば、そこにマイナス思考＝否定的《ネガティブ》な気が発生し、その人の〝気〟を停滞させてしまうことになりかねない。時代が違う、日本の国体《くにがら》が変わったのだ。

それでも、心にわだかまりを持つ「昭和」の人は、ご自身の家庭を省みるとよい。おそらく、私的《プライベート》な環境でも同じことは起きているはずだ。もしそれでいてなお、「けしからん」と思われる方は、自らの〝気〟を静める必要がありそうだ。

――その方法については、改めて詳しく後述する。

高校野球が教えてくれること

あまり部下（あるいは生徒、学生、子供）をガミガミ叱ると、相手は萎縮してしまい、何を叱られたのか、二度とくり返してはいけない問題の本質が何であったのか、を摑めないまま、叱られたことだけを記憶してしまう。

これでは何にもならず、間違いなく時が移ると、当人は同じ失敗をくり返してしまう。

大切なのは注意することではなく、再び同じ失敗をさせないようにすることである。

令和二年（二〇二〇）は新型コロナウイルスのおかげで、春の選抜高校野球大会が中止となり、夏の全国高校野球選手権大会もなくなってしまった（形を変えた、甲子園高校野球交流試合はあったが）。

筆者はプロ野球をまったくみないが、春夏の甲子園は時間の許す限り、テレビの前で観戦している。そこにドラマがあるからだ。八回まで大きく点数をリードしていたチームが、九回に入ってまさかの逆転劇をやられる、ということが結構ある。

優秀なピッチャーが投げ抜き、あと一回抑えればパーフェクトというときに、一打逆転というシーンもあった。あるいは九回裏ツーアウトに凡打が出て、ああこれまでか、と思ってみていると、試合終了を意識して、かたくなった守備の野手が球を取りそこね、そこから沈黙していた打線が爆発。それこそ奇跡としかいいようのない逆転劇が演じられる、といったことが高校野球にはあった。

プロ野球には、この種の面白味がほとんどない。〝気〟を自らコントロールできるプロが試合をしているのだから、本来、考えられないような突発的な出来事《ハプニング》は生まれにくい。

その点、高校生の野球は、自分で自分に負のプレッシャーをかけてしまう。

「ミスは絶対に許されない」――この気持ちは、マイナスの気となって、「ミスしたらどうしよう」となる。そこへ、目前に球が飛んでくる。いつもなら何の問題もない捕球が、極度の緊張から心気体の均衡《バランス》を崩し、まさかの落球となってしまう。

ふり払っておくべき想念を、払いきれず、〝気〟を弛緩《リラックス》した方向に向けなかったために、一番大切なところで最悪の結果につながってしまうことは、形をかえてよくあることである。

――逆もある。

わかりやすい例が、その人がいてくれると、その所属組織――チームでも学校、職場、研究所でも――にとって、大いなる戦力となるありがたい存在に、「ムードメーカー」がいる。

実戦力をその人に期待するのではなく、その人がいてくれると組織の雰囲気が明るくなる、良い効果がでるように〝気〟を循環させてくれる、そういう得がたい人物が一人でもいてくれると、組織内の人々は心身ともに弛緩《リラックス》することができ、従来の能力を発揮して、さらに能力以上の成果を出すことも珍しくなかった。

ありえない結果を出した逸話が、剣豪・宮本武蔵にある。

宮本武蔵はムードメーカーだった

ある日、武蔵のもとに一人の少年が訪ねてきた。

聞けば父の仇《かたき》を求めて諸国をめぐり、ようやく目指す仇敵《きゅうてき》に遭《あ》えたので、明日、さる場所で竹矢来《たけやらい》を結び、勝負をいどむことになったという。

ところが、相手の仇敵は名うての剣の遣《つか》い手であり、少年は剣のたしなみも日が浅く、剣の技量もさることながら、勝負をするには内心、恐ろしくてたまらない。

返り討ちとなるのも恐怖なら、己れが殺されることで家名に傷がつくのも怖かった。

「なにとぞ、必勝の太刀筋をご伝授ください」

というのが、少年の武蔵を訪問した理由であった。

武蔵は少年の心情を健気《けなげ》に思い、哀れとも思って、その念願をかなえてやることにした。

よく知られているごとく、武蔵の流儀は二刀流である。そこで先《ま》ず、左手に小太刀《こだち》をとって横に水平に構え、右の手で太刀を脇に持って、まっしぐらに相手に突進する。相手の打つ太刀を己れの小太刀でがっしりと受け止め、その瞬間を狙って、右の太刀で仇の胸先を突け、と武蔵は教えた。それ以外の太刀筋は一切教授しないで、武蔵は少年の手を取り、繰り返し、繰り返し、実戦的なこの刀法を自ら遣ってみせた。

だが、なにぶんにも時間がなさ過ぎる。果たして、どの程度の成果が得られるものか。

第一、少年の恐怖心を取り除けたか否か。当の少年の顔には、不安の色が隠し切れず、緊張で顔が強張《こわば》っていた。武蔵はその少年に笑顔をみせて、次のように言った。

「案ずるな、必勝は疑いなしである。大切なことはすべて、この宮本武蔵が教えた。そちの手並もよい」――「ラポール」である。さらに、彼はいう。

「――ついでに申しておくが、明日、いよいよ仇討ちに臨むおり、所定の場所に着いたならば、腰を落として、己れの足許《あしもと》をしっかり気をつけて見よ。もし、そこに蟻《あり》がはい出していたならば、それは必勝の吉兆《きっちょう》である。間違いなく仇は討てる。また、それがしは宿にあって、一心不乱にそちのために摩利支天《まりしてん》の必勝法を修しているから、どのようなことがあろうとも、そちは勝てる。心を強くもって行くがよい」

その明日が来た。

仇討ちに臨《のぞ》み、それでも興奮気味の少年は、武蔵から言われたとおり、腰をかがめて足許の地面に目を凝《こ》らした。蟻がいる。蟻を見て少年は、さらに武蔵の言葉を思い出した。

「摩利支天もついていて下さるのだ」

少年はややもすれば、沸き起ころうとする恐怖心を、武蔵の施した二重、三重の必勝の暗示に助けられた。技を学んだ師は天下の剣客、その人が勝てるといってくれた。吉兆の蟻もいた。摩利支天もおわす。勝負に臨んだ少年は、武蔵に教えられたとおりの動作をそつなくこなし、みごとに本懐を遂げることができた。

暗示の強さが、プラスの気を生む。要は、その気になること。その気に持っていくことの工夫にあるといってよい。

植芝盛平の開眼

剣の達人が、敵の放つ〝殺気〟を事前に感じて、事なきを得たという挿話は多い。

〝気〟が流れ、張りめぐらされていると、五感を超えた第六感が働く。勘といいかえてもよい。

まだ、文部科学省が「文部省」といわれていたおり、省報で第六感について、筆者は対談したことがあった。〝第六感〟は人から人へ伝えられるのかどうか、伝承が可能なものかどうか、という内容《テーマ》であった。

筆者は、自らも学んだ合気道の、開祖・植芝盛平《うえしばもりへい》の事績について、大いに語った。

翁は大正十三年（一九二四）、モンゴルに出向いたおり、銃撃戦や実戦を体験。生きるか死ぬかの戦場にあって、ついには、

「弾丸よりも一瞬早く、飛来する白い光のツブテを避けると、弾丸が避け得た」

という奇跡のようなことを体験するまでとなった。

さらに九死に一生を得て帰国後、盛平は剣道教士として勇名高い海軍将校と手合わせをすることになる。

開祖はいつもとおなじ調子で、淡々と、

「ではあなたは木剣《ぼっけん》、わしは素手でまいりましょう。さあ、遠慮なく打ち込んできなさるがよい」

と声をかけた。

将校は、むかいあった開祖があまりに小柄なので、かえってむっとしたらしい。ちらっ、とむきな表情をうかべて開祖を見すえたが、隙《すき》をみたのか風を起こす鋭さで発止《はっし》と木剣を

打ちおろした。

ところが開祖は、そのとき速く、もののみごとに身をかわしていた。

将校の顔に、おや、という意外な感じがよぎった。将校はより慎重な構えをとり、じりッじりッと間合いをせばめつつ、機をみてさっと踏みこんできた。だが、切ッ尖《きさき》には開祖の姿はまったく触れなかった。将校はもはや真剣そのもの。必死必殺の、異様な執念が眼の色に出ていた。将校はつぎつぎと、息つくまのない速攻をしかけた。

しかし、開祖はそのたびに、すいすいと流れるようにその姿をさばいていく。

ついに将校は、みずからの持てる力のすべてを使い果たしたのか、あえぎあえぎその場に座りこんでしまった。（植芝吉祥丸著『合気道開祖　植芝盛平伝』）

この時のことを盛平自身は、次のように語っている。

「なに、何でもないことだったのじゃ。相手が打ち込んでくるより一瞬早く、豆粒くらいの白い光がぱッと先に飛びこんできた。そのあと、白い光のとおり木剣が切りこんでくるのがよくわかった。だから、白い光さえよければ、木剣などは楽にかわすことができたのじゃ」（同上）

これこそ、〝気〟そのものではないか――。

このおりの盛平は、四十一歳。実はこの挿話はまだ、終わっていない。

奇跡のような体験の意味とは

――将校との手合わせの直後、盛平はさらに驚くべき自己体験をしていたのである。

道場を出て、井戸端でひとり静かに流れる汗をぬぐいおわり、庭を横切って、柿の古木のあるあたりまで歩んできた開祖は、突然、全身がおのずからすみきって、一歩もその場から動けない状態に陥った。金縛《かなしば》りというか、神縛《かみしば》りというか、とにかくただ無心・無身の感じで立ちすくむのみ。

すると、足もとの大地がゆらゆらと揺れはじめ、周囲に、天から目もくらむばかりの無数の金線が降りそそぐのを開祖は視《み》た。寂《じゃく》とした虚空《こくう》にいま、この世ならぬ荘厳の後光が充ちはじめた。しかもやがて大地からも、黄金の気が湧きいでて、あたたかく、やわらかに己れの全身をつつみはじめたのである。

「黄金体に化《か》す！」と開祖はこころに叫んだ。開祖は、現身《うつしみ》の己れを超えたいまひとりの、黄金体の己れが顕出《けんしゅつ》された不思議と歓喜にひたっていた。

その黄金体は、みるみるうちにふくらんで、宇宙いっぱいにまで充ちひろがったかのようにおもわれた。

それとともに心身ともに軽やかになり、耳に小鳥や虫のかそけき鳴《な》き音《ね》が流れ込み、眼には木の葉のさやぎから、風の流れまでもがはっきり映るようになったのである。空《くう》にして有《ゆう》。いわゆる中有《ちゅうう》なる、幽顕一如《ゆうけんいちにょ》の境《さかい》とでもいうべきか。たくまずして自然そのもののありようが判然とし、大宇宙に己れをまったく移入し得たと直覚した。

「とうとうわしは、己れ自身、わが全能をのみもって〝神を視た！〟」と、開祖は、あの時ほど己れがいとおしく、かつ誇らしく思えたことはなかった、とのちに語っている。

開祖はまた、

「わしは直後、はッと悟り得たように思う。勝とうとして、気を張っては何も視《み》えんのじゃ。愛をもってすべてをつつみ、気をもってすべてを流れるにまかすとき、はじめて自他一体の気・心・体の動きの世界が展開し、より悟り得た者がおのずから、いわゆる勝ちをおさめている。勝たずして勝つ——正《まさ》しく勝ち、吾《われ》に勝ち、しかもそれは一瞬の機のうちに速やかに勝ち、つまりは自他一体、神人一如《しんじんいちにょ》、宇宙即《すなわち》我なる愛の産霊《むすび》そのものの勝利となる。すなわち、己れ一個の勝ち敗けははるかに超越した、武産《たけむす》の神の絶対の勝ちがそれであり、武《ぶ》の道《みち》とはそこに到達することをもって至上とする。……まあそのようなことなどを感得したのではなかろうかな」

ざっと右のような意味の述懐をもらしていた。(同上)

勘の閃き、第六感は伝えられる

おそらく植芝盛平は、のちに自らが詠んだ、道歌《どうか》の心境を得たものと思われる。

真空の空《くう》のむすびのなかりせば
　合気の道は知るよしもなし
合気にてよろず力を働かし
　美しき世と安く和すべし
天地《あめつち》に気むすびなして中に立ち
　心がまえはやまびこの道
合気とは万和合《よろずわごう》の力なり

たゆまずみがけ道の人々
合気とは愛の力の本《もと》にして
愛はますます栄えゆくべし
まねきよせ風をおこしてなぎはらい
ねり直しゆく神の愛気《あいき》に
正勝吾勝《まさかつあかつ》　御親心《おおみごころ》に合気して
すくい活かすはおのが身魂《みたま》ぞ（同上）

かくて盛平は、「宇宙そのものと一つになり、宇宙の中心に帰一《きいつ》する」――自らの武道を悟り得た。

合気道は大正十四年（一九二五）のこの日をもって、すなわち盛平が〝黄金体〟と化した日をもって、スタートしたと、翁の後継者・植芝吉祥《きっしょうまる》丸道主は断じていた。

要は、この奇跡のように思える盛平の技法が、稽古によって伝承できるものかどうか、というのが文部省の問いであった。筆者は可能だ、と述べた。

吉祥丸道主や現在の守央《もりてる》道主をはじめ、翁の高弟であった方々、現在の合気道の高段者は等しく、勘が閃《ひらめ》き、第六感が素早く働く。これは稽古をすることで伝えることのできるものだ、という話をしたことを覚えている。筆者は盛平の言葉を、合気道の稽古を通じて〝気〟の使い方として学んだ。

〝殺気〟ならぬ質問者の〝気〟

――〝気〟は「予感」と言い換えてもよい。

予感には、「虫が知らせる」というのもある。前もって、そういう感じがするといったことは、誰にでも経験があるのではなかろうか。筆者にもあった。

歴史の専門講演会で話を聴いてもらったあと、質疑応答を行うことがある。

経営者や官公庁、ビジネスパーソンを対象とした講演会とは異なり、歴史に詳しく、自説をしっかり持っている方々が講演会の対象の場合、いささか紛糾することがある。

筆者は主催者が希望すれば、かならず質疑応答をやることにしているが、講師の中には最初から「質疑応答はなし」と注文をつける方も少なくない。

心情はわかる。答えられなければ恥をかく、と思うのであろう。質問者を納得させられなければ、バツも悪い。この場合、それこそ嫌な予感が働くに違いない。

が、筆者はケ・セラ・セラ（なるようになる）と思い、質問者によって歴史の好みや傾向が知れる面もあるので、質疑応答を喜んで受けるが、面白いもので、始まる前からおおよそ質問者がわかる。

これは超能力では無論、ない。事前に控室で、会場のモニターテレビをみていれば、入場される方の時間と場所で、だいたいの想像はつく。

刻限より、だいぶ早くに前の方、さらには中央の席に座って下さる方は、筆者に好意的な聴講者の方が多い。半面、前方の、それでいて左右にわざわざ座る方の中には、質問をして講師に挑もうと考えている方がいる。

講話をはじめると、さらによくわかる。聴いていないふりをしたり、メモをとるタイミングのずれる方が幾人かいる。講演はリズムによって進められるのに、そのリズムからあえて外れようとされる方は、刺客ならぬ質問者とみて、ほぼ間違いない。

〝気〟が良く出て、流れていれば予感はいい方へ進む。和気《わき》藹藹《あいあい》と楽しんで聴いてもらえ、質問も意地悪なものにはならない。場の雰囲気が、そうさせるのである。

逆だと、さぞやりにくいに相違ない。何より、〝気〟が滞ってしまうからだ。

大相撲と世界タイトルマッチのプロボクシング――双方は闘うということでは同じだが、

会場の雰囲気はまったく異なる。これは集まる人々の〝気〟が、何を求めているのかの違いだ。

不幸を引き寄せる女《ひと》

世の中には、幸せな結婚をしたい、と心から願いながら、正反対の結果を選択して離婚、また結婚と、不幸せな人生をくり返す人がいる。同じような型《タイプ》の女性に、同じように振られる男性。傍《はた》からみて、幸せになれるはずのない男性を選んでは不幸を引き寄せる女性。

なぜ、マイナスの気がくり返し流れるのか。否、気が滞ってしまうのか。

原因は自分を責めざるを得ない（と思い込んでいる）過去がある場合が多い。

といっても、自分では解決できなかった事物を心的外傷《トラウマ》としてかかえ、それがいつしか心の痼《しこり》（感情のわだかまり）となって、蓄積されてしまったケースが少なくない。

日本の歴史の中で、不幸を引き寄せた女《ひと》を一人選べといわれれば、筆者は一番悲惨な死に方をした女性として、豊臣秀吉の愛妾《あいしょう》で、秀頼の生母でもある淀殿《よどどの》を挙げる。

読者の中にはもしかすると、「淀君」と覚えた方がいるかもしれないが、この蔑称こそが彼女の生涯を象徴していた。この場合の「君《きみ》」とは、遊郭における花魁《おいらん》を指した言葉である。徳川幕府によって故意に流されたもので、前政権を卑しめるための作為であるが、なるほど淀殿には世間に認められる地位が、なかったのも事実であった。

たとえば、秀吉の正室・北政所《きたのまんどころ》は、従一位《じゅいちい》准三后《じゅさんごう》・豊臣吉子《よしこ》という、歴《れっき》とした身分を持っていた。これに比べると淀殿は、〝天下布武〟に王手をかけて横死した信長の妹・お市《いち》の方《かた》を母にしている、という出自があるのみ。

かりに、戦国武将・浅井長政《あざいながまさ》を父とした、と胸をはってみたところで、長政の領地は北近江（現・滋賀県北部）三郡の約十二万石を基盤とし、最盛期でも増えた領地を加えて、多く見積もっても三十万石程度のものでしかない。

淀殿の存在は、秀吉の後継者・秀頼を生んだ、ただこの一点にあったといってよい。残念ながら淀殿は、公式の席では北政所と、同席できる身分ではなかったのである。

しかも、現存している淀殿の肖像画からは、母・お市の方のような〝美しい女《ひと》〟といった印象《イメージ》が伝わってこない。

筆者が直接、教えを乞うたことのある桑田《くわた》忠親《ただちか》・國學院大學名誉教授は、

「比較的たしかな文献で、彼女のことを絶世の美女と書いたものは一つもないし、秀吉の愛妾《あいしょう》十六人いたなかで、いちばん美貌だったのは、松の丸殿京極氏だったと記している

文献がある」

と述べていた（『桑田忠親著作集　第七巻　戦国の女性』）。

また氏は、「あまりにも、お市の方の容貌と相違している」とも。

逆に、筆者もみたことがあるが、高野山持明院《じみょういん》に残る父・浅井長政画像の風貌と、淀殿は似ており、彼女は母親よりもむしろ父親似であった可能性が、決して低くはない。

三度の落城を経験した淀殿

現在でも、父親似の婦女子はありがちなものである。が、客観的にみて、当時の日本における典型的な容姿端麗の美女に、淀殿は当てはまらない。後世にいう、丸ポチャ系であったのかもしれない。

しかも桑田氏は、淀殿が二十七歳の冬、疱瘡《ほうそう》をわずらったことを述べている。

「運よく病状は軽くてすんだらしいが、その後、四十九歳で死ぬまで、いくぶんあばた面《づら》だったのではあるまいか」

また、母親のお市の方については、「ほそおもての楚々《そそ》たる美人である。麗容惻々《れいようそくそく》として、胸をうつものがあり、まさに天下一の美女たるに恥じない」と手放しで称賛していた。

信長の姪という出自を脇に置くと、淀殿は性格的には線のほそい、ナイーブな女性で、事実、彼女には気鬱《きうつ》（ヒステリー）の持病があった、と当時の天下の名医・曲直瀬道三《まなせどうさん》が証言していた。気昏《くら》ませし（気が遠くなり）、胸がつかえて寒気と痛みがある、という。秀吉という最大の保護者を失ってからは、あれこれ思い悩んで、心から安心することができず、そのため発作がときどき出たようだ。

問題なのは、彼女のうけた心的外傷《トラウマ》である。容姿のことは置く。

淀殿は七歳（五歳とも）で父・長政の自刃と落城（正確には開城）を経験した。このとき長政の嗣子・万福丸《まんぷくまる》は関ヶ原（現・岐阜県不破郡関ケ原町）で磔《はりつけ》に処せられている（母はお市の方かどうか不詳）。

「父を見殺しにした私は、幸せになってはいけないのではないか。否、今にきっと酷《ひど》い報《むく》いがくる」――自らを罰する思いが、三姉妹の長女であるがゆえに、彼女の中には生まれ、はぐくまれた可能性は高かった。

加えて、天正十一年（一五八三）四月二十四日には、再婚した母・お市の方が越前北ノ《きたの》庄《しょう》（現・福井県福井市）で、義父で戦国武将の柴田勝家とともに自死した。

このときも淀殿は、母と落城＝死をともにすることが許されなかった。

淀殿は妹二人と共に、羽柴（のち豊臣）秀吉のもとに送られてしまう。そのことがさらに、淀殿の負い目となって、精神基盤の底＝潜在意識にさらなる痼《しこり》を残すことになった。
筆者は、大坂の陣の顚末《てんまつ》＝豊臣家滅亡は、淀殿のマイナスの〝気〟が招いた結果ではないか、と思っている。

なにしろ戦国の女性は、多くの場合、落城となれば城と運命を共にするもの。ところが淀殿は日本史上唯一、三度の落城を経験し、三度目にしてこの世を去っている。

彼女の心を、救う手だてはなかったのであろうか。淀殿の保護者であり、絶対の権力者である秀吉が生きているかぎり、彼が〝気〟の導引＝聞き役をつとめ、淀殿は否定的《ネガティブ》な思いを持たずに、肯定的《こうていてき》な気を発することができたのだが、彼女の悲劇は秀吉の死後、秀吉にかわる存在を持ちえなかったところに、最大の悲劇があった。

何不自由のない生活を送りながら、淀殿は徳川家康という新しい権力者の出現の中で、幼い秀頼の行く末を考え、再び自らを追いつめる心の袋小路に入っていったに違いない。

浅野内匠頭《たくみのかみ》の〝意識の下《サブリミナル》〟の怒りが、吉良上野介《きらこうずけのすけ》を襲わせた

淀殿のマイナスの気、〝気〟の滞りは極端に否定的《ネガティブ》な記憶、体験によるものであったか

と思われるが、普通に暮らす一般の人々、無論、筆者も含めて、多くの人々は、過去に経験した身近な否定的《ネガティブ》な想念を、心の奥深くに抱え込んでいることが珍しくない。

性格も明朗で、多くの人から好かれ、学業もスポーツもできて、順風満帆な人生を歩んできたようにみえる人が、心の奥底に幼少期の「お前はダメだな」とくり返された父の言葉から、「親の期待に応えられなかった自分は、ダメな人間だ」との自己否定の思いを、強迫観念と共に強く持っている、といった身近な事例があった。

誰からも〝才媛《さいえん》〟をうたわれている女性が、幼い頃から母親に口ぐせのようにいわれているマイナスの言葉＝刷り込みのために、自分は決してそういう人間ではない、と自らを否定した女《ひと》もいた。

芸術の分野で大成功してからも、父母が期待した財務省の官僚にはなれなかった、と自責の念にかられ、人生を素直に認められないでいる人もいる。

いずれも気がつかないうちに、意識の下《サブリミナル》に否定的な思いが刷り込まれていき、その人の言動を無意識にしばり、ときには完全に支配してしまうことがあるようだ。

たとえば、元禄十四年（一七〇一）三月十四日、江戸城松之大廊下《まつのおおろうか》で起きた刃傷《にんじょう》（刃物で人を傷つける）事件――。

赤穂五万三千石の藩主・浅野《あさの》内匠頭《たくみのかみ》長矩《ながのり》が、旗本で高家《こうけ》筆頭四千二百石の吉良《きら》上野介《こうずけのすけ》義《よし》央《ひさ》に、突然、小刀で斬りかかり、二手しくじって後方から大奥御台所付《おおおくみだいどころつき》の梶川与惣兵衛《かじかわよそべえ》に羽交締《はがいじ》めにされた事件――小説の類《たぐい》はワイロが足りなかったとか、上野介が内匠頭をいじめたからだ、などと、まことしやかに伝えているが、筆者は事の真相は、内匠頭の意識の下《サブリミナル》に刷り込まれた、祖父・長直《ながなお》に対する劣等感、加えて不甲斐なく、藩主に在位することわずか三年で播州赤穂に早世した父・長友《ながとも》へ向けられた誹謗《ひぼう》中傷《ちゅうしょう》、それらを受けての自分に注がれる過剰な期待が、内匠頭を追いつめ、ついには、後日となっては意味不明な、

「この間の遺恨おぼえたるか」（『梶川与惣兵衛筆記』）

という内匠頭の一言と共に、憎悪の炎を上野介にぶつけることになったように思われる。

幸運な家・浅野家のその後

吉良上野介は元禄十五年（一七〇二）十二月十四日、改易となった赤穂藩の浪士四十六人（途中まで四十七人）に、屋敷を襲われ、首を落とされたが、上野介は殺される瞬間まで、なぜ、自分が死ななければならなかったのか、を理解していなかったに違いない。す

べては妄想も含め、内匠頭の心の奥からわき上がった怒りによるものであったのだから。

――そもそもの発端は、赤穂藩浅野家の祖・浅野長政《ながまさ》に行きついた。

この人は「浅野又右衛門《またえもん》長勝《ながかつ》」の娘婿で、浅野家の養子となった人物。養父の又右衛門は、織田信長に仕えて足軽頭《あしがるがしら》をしていたが、合戦での功名は取りたてて見るべきものはなかった。唯一、養女を杉原助左衛門定利《すぎはらすけざえもんさだとし》からもらったことが、後世に歴々と伝わる名門に繋《つな》がった。この養女はおねといい、のちに北政所《きたのまんどころ》と尊称され、隠棲してからも高台院《こうだいいん》と慕われた。すなわち、豊臣秀吉の正室である。

秀吉――当時は木下藤吉郎《きのしたとうきちろう》――は血縁者が少なく、立身出世する中でおねの身内を順次取り立て、秀吉より十歳年少の浅野長政は、ついには豊臣政権での五大老・五奉行制で、五奉行の筆頭にあげられるまでに栄進した。

この間に、長政の嗣子・幸長《よしなが》も順調に出世を重ね、秀吉の死後は関ヶ原の戦いを徳川家康の東軍に属して戦い、慶長五年（一六〇〇）のうちにははやくも紀州和歌山（現・和歌山県和歌山市）に、家康から三十七万石を拝領するまでになった（父長政は、慶長十六年四月にこの世を去っている。享年は六十五であった）。

ところが長政の没後、二年を経て幸長もこの世を去ってしまう。享年は三十八。

　この幸長には嗣子がなかったため、弟で備中《びっちゅう》足守《あしもり》（現・岡山県岡山市北区）に二万四千石を領有していた長晟《ながあきら》が、その跡を継承することになる。この長晟という人は、よほどの幸運の持ち主であったのだろう。元和五年（一六一九）には福島正則《ふくしままさのり》の改易を受けて、安芸広島四十二万石に移封となり、寛永九年（一六三二）九月、四十八歳で他界した。

　さて、浅野家には長政の三男で、幸長・長晟にとっては弟にあたる釆女正長重《うねめのかみながしげ》がいた。幼名を又市郎という。天正十六年（一五八八）生まれの彼は、二代将軍・徳川秀忠の覚えめでたく、下野国真岡《もおか》（現・栃木県真岡市）に二万石をもらって、父の旧領・常陸真壁《ひたちまかべ》（現・茨城県桜川市）を相続し、併せて五万三千石の大名となった。

　長重がこの世を去ったのは、偶然ながら、次兄の長晟と同年同月で四十五歳のときであったという。正保《しょうほう》二年（一六四五）、内匠頭長直は池田輝興《てるおき》が乱心によって除封となったあと、その領土の赤穂へ移封となる。

偉大な祖父、ダメな父

　赤穂郡にはこのとき、石高は三万五千二百石しかなく、幕府は急いで飛地の加西《かさい》、加東《かとう》、佐用《さよう》の三郡を掻《か》き集《あつ》めるようにして繋《つな》ぎ、五万三千五百余石とした。

浅野長直は幕閣へ、旧主・池田輝興が残した屋形＝屋敷を、城郭に増・改築したい旨を願い出た。この時、幕府はすでに元和元年（一六一五）の時点で、「一国一城令」を発していた。にもかかわらず長直は、我《が》を通し、ついには幕府の許可を得ることに成功する。

——このことが、内匠頭長矩の刃傷につながってしまう。

慶安元年（一六四八）に着工された刈屋敷＝赤穂城は、瀬戸内海と千《ち》種川《ぐさがわ》とに囲まれた土地に縄張りされ、十三年の歳月を費やして寛文《かんぶん》元年（一六六一）に完成をみた。

「長直公は一国一城令の中で、新城を構築なされた」

この一事は、赤穂藩浅野家の家臣たちの自慢の種となった。

内匠頭長矩は寛文七年（一六六七）の生まれであるから、完成していた城に住み、物心のつく頃から祖父の偉大さを、嫌というほど聞かされて育ったことになる。

一方、長直の嗣子・采女正長友《ながとも》（長矩の父）は、病弱であったようで、わずか在位三年の間、政務はみたものの、人々の記憶に残らずしてこの世を去った。

延宝三年（一六七五）三月二十三日、長矩は九歳の幼齢で父の跡を継ぎ、十四歳で内匠頭に任官。父とは異なる老臣たちにより、英才教育を施《ほどこ》された。貞享《じょうきょう》元年（一六八四）には、軍学者・山鹿素行《やまがそこう》の門に入ったこともある。世上に疎《うと》い英才教育に、ますます廉直さが培われた。そのことがやがて、悲劇を生むにいたるのだが……。

「――天守（閣）でも建てて差し上げれば、殿のお気持ちも晴れたかもしれぬ」

と、一部に内匠頭長矩を心配しての声があった。

先々代の長直も、天守を熱望していたのだという。そのために城内本丸の藩邸横に、巨石を積み上げた天守台も設けていた。が、この台上に建造物を載《の》せるだけの建設費用を、ついぞ捻出することができなかったのである。天守どころか、「一国一城令」の例外として、特別に許された築城自体が、巨額の借金となっていた。浅野本家に借入を仰ぎ、長矩の代まで赤穂藩士たちの肩にも、重くのしかかっていたのである。

加えて長矩には、亡き母・戒珠院《かいじゅいん》の影響もあったかと思われる。

母の兄・内藤和泉守忠勝《いずみのかみただかつ》は、志摩鳥羽《しまとば》三万三千石の大名であったが、実はこの人は、内匠頭長矩と同じことをやっていた。延宝八年（一六八〇）六月二十六日、和泉守忠勝は江戸・芝の増上寺において、永井信濃守尚長《ながいしなののかみなおなが》を斬殺する事件を惹《ひ》き起こしていた。

この年の五月九日、四代将軍・徳川家綱《いえつな》が没したその四十九日の法要の席で、勤番を命じられた忠勝が、同役の尚長を殺害したのである。刃傷の後に取り押さえられた忠勝は、のちの内匠頭長矩と同様、幾度も〝我、乱心にあらず〟を繰り返して、翌二十七日に切腹して果てたという。

内藤家は断絶となって、即死した尚長の家もこのおりは除封となった。

戦国や江戸時代に、現代の心理療法《カウンセリング》の専門家がいれば、淀殿も浅野内匠頭長矩も、その伯父の内藤和泉守忠勝も、あるいは救われたかもしれない。

筆者はこれから先、〝気〟の使い方に目ざめる人が増えなければ、日本でも欧米諸国並みに、心理療法《カウンセリング》が増大すると予測している。なにしろ人はすべからく、自らを、ほとんど知らないのだから——。

第二章　実際に「気」を使ってみる

気の〝導引《どういん》〟(みちびくこと)が難しい世代

――では、いよいよ〝気〟の使い方をみてみたい。

〝気〟を使いこなすには、集中力はもちろん必要だが、かたよった力《りき》みや「執着」はかえって気を滞らせてしまうことになる。このことは、すでに述べた。

が、日常生活で〝気〟を通うようにするうえで、一番難儀なのが、

「そんなこと、できはしない」

頭から〝気〟を否定されることであろう。

多くは前章でふれたように、過去において何らかの失敗をして、落ち込んだまま、それが心的外傷《トラウマ》となって内心、立ち直れないままでいる人は〝気〟を通しにくい。

そうした人に、大丈夫、ガンバレ、できる、失敗など気にするな、といくら周囲がハッパをかけても、「ラポール」の人でないかぎり、なかなか相手には通じない。むしろ、悪影響となる場合が多い。

それは前章でみた、登校拒否の「ひきこもり」の中学生に、閉じこもっていてはいけない、とにかく学校へ行こう、と働きかけるのに似ている。彼にはいらぬお世話の、無理強いとしか映るまい。逆効果となって、より頑《かたく》なになるのが関の山(精いっぱい)であろう。

すでに述べた如く、「昭和」の戦後、一世《いっせい》を風靡《ふうび》した根性論は、「平成」を通過した「令和」の時代においては皆目、通用しないと悟るべきである。

なぜならば、「昭和」の高度経済成長を体験した人には、プラス思考がそもそも備わっているが、この時代を知らず、平成二年（一九九〇）一月からの株価大暴落――〝バブル・ショック〟＝バブル崩壊や、平成二十年のリーマン・ショックを経験した世代には、もとからマイナス思考しか植え付けられていない。いわば、気が滞ったままの状態である彼ら彼女らに、一生懸命、前向きになる努力をしよう、と説くようなものだ。

彼ら彼女らは、「頑張っているのに、できない」と簡単に折れてしまう。「気落ち」させては気は通らず、使えないと知るべきである。

「気が通う」の反対は、「気が滞る」こと。では、どうすれば気は通うようになるのか。

まずは気の通わない人の〝現状〟を、肩の力を抜いて聴いてあげることが何よりであろう。家族、友人、知人、上司と部下など立場にもよるが、相手の口から失敗や落ち込みの原因を聴けたならば、まずは〝気〟の出る第一歩、成功といえる。

冷静に話を聴く

なぜならば、話すという行為そのものが、気を出しているからできることであり、一方の聴き手は〝気〟を引き出させる＝〝導引〟（みちびくこと）につながるからだ。

換言すれば、普段から意思疎通のない関係を築いてきた、といえるならば、相手の話をよく聴き、気が出ない理由を考えながら、こちらの思いも伝えれば、初手《しょて》の気は相互に交わるはずである。

ただ、この話を聴くという行為は、距離が近すぎた場合、難しい一面を持っている。相手に対する甘えが、気持ちを高ぶらせたり、カッコをつけさせたり、虚勢を張らせて、真実に辿りつきにくくしてしまうことがよくある。感情を装われては、〝導引〟はできない。冷静に話の聴ける環境――無論、聴き手の感情の整理、相手への配慮は必要である。

読者の中には、そもそも〝気〟が通っている実感を、どうすれば本人が確認できるのだろうか、と疑問に思われた方がいるかもしれない。充実感だ、と筆者は思う。

心身ともに健康な状態にあるとき、人は間違いなく気を出し、通っているとみてよい。つまり、「元気」であるということ。楽しんでいる時――。

食事や酒の席が楽しいと感じているとき、「元気」でない人はいないものだ。散歩や外出時に、視野を広くとって景色を見ることができた時も、人は間違いなく「元気」である。心が充実しているからだ。

これは体が風邪をひいていても、変わらない。要は心次第。

なぜならば、「気鬱《きうつ》」（気が塞ぐ・気分が晴れない）のおり、人は決まって視野が狭くなっている。前に述べた「執着」に心が奪われているからだ。

「執着」はときに、生命《いのち》取りにもなりかねない危うさを持っている。

そのことを教えてくれるのが、室町時代の剣聖・塚原卜伝《つかはらぼくでん》かもしれない。次のような彼の挿話《エピソード》が、後世に伝えられている。

卜伝の不思議な注文

あるとき、仕合《しあい》を望んできた兵法者に対して、卜伝は、

「仕合は請けてもよいが、左片手の勝負は卑怯《ひきょう》である。そのような相手とは仕合たくない」

と返答した話が残っている。相手の得意技が、左片手による太刀捌《さば》きであったのだが、卜伝の言を聞いた相手は、

「どのような構えであれ、それは当方の勝手であろう」

と返答した。この場合、挑戦者の言《げん》は正しい。

客観的にみても、卜伝の言い草は理《り》に適《かな》っていない。武芸の果し合いなのだから。

にもかかわらず、卜伝は同じことを幾度も、先方へ繰り返し申し送った。その回数は、十数度に及んだとも。もとより、相手の兵法者が聞き入れなかったのはいうまでもない。

そうするうちにも、仕合の約束の日が来てしまう。

挑戦者は自信満々。ところが、立ち合うなり、相手は得意の左片手斬りをくり出しながら、いとも呆気《あっけ》なく、卜伝に打ち倒されてしまった。

読者諸氏には、すでにおわかりの方もあるかと思う。卜伝は同じことを繰り返し申し入れることにより、相手の兵法者に、

「それほど卜伝は、わが左片手斬りを恐れているのか」

と思い込ませ、仕合のおりにはこの左片手斬りこそ、と相手に執着心を持たせたのだ。

兵法者はとくに、自らが得意とする型に、必要以上にこだわり、仕合すべき相手の性格やその技法、仕合場所といった広い範囲での配慮が欠け、剣術のもつ可能性＝融通無碍《ゆうずうむげ》の動きが出来なかったために、みすみす敗れたという場合が少なくない。

一つのことに「執着」してしまうと、気が滞って視野が狭まり、そのため大切な判断を誤ることがことが少なくない。似たような話は、ほかにもあった。

伊藤孫兵衛の〝気合詰め〟勝負

伊東一刀斎《いっとうさい》の正嫡＝小野派一刀流の開祖・小野次郎右衛門忠明《ただあき》（前名・神子《かみこ》上典膳《がみてんぜん》）には、姉の子で甥にあたる伊藤孫兵衛忠一《ただかず》という弟子がいた。

孫兵衛は、忠明の次男で後継の立場にあった忠常《ただつね》と共に一刀流の鍛錬に励み、その腕前は忠常とすら互角、といわれるまでとなる。

が、残念なことに、腕前に比して孫兵衛は、極端に見栄えが悪かった。

瘦軀《そうく》短身の小男で、みるからに貧相――とても、柳生新陰流（正しくは新陰流兵法）と並ぶ、天下の将軍家剣術指南＝一刀流の高弟にはみえなかった。

その孫兵衛が、寛永年間（一六二四～一六四四）のはじめに、御三家の一《いつ》・水戸徳川家に仕えることとなった。腕を見込まれての大番組二百五十石取りであったが、二十八、九歳の孫兵衛は、その外貌から水戸家中の人々にみくびられ、剣客とは認められなかった。

そのため誰も、孫兵衛に江戸で大流行の一刀流を学ぼうとはしない。

この頃、水戸藩にはまったく別流派の天流《てんりゅう》・井田喜太夫《いだきだゆう》という遣い手がおり、大きく門葉《もんよう》を張っていた。その門人の幾人かが、孫兵衛が一刀流の遣い手で、それもかなりの腕前らしい、と江戸での情報を、師の喜太夫に伝えた。

ならば、と喜太夫は自らの屋敷に孫兵衛を招いて、仕合をすることとなる。

そのおり孫兵衛は、くどいほどに、

「一刀流の仕合は、刃引《はびき》の刀でなくては応じられませぬ」

という。その口調や様子が、いかにも小者のごとくに見えたのだろう。喜太夫は心得た、と斬れはしないが真剣作りの刀を、数振り持ち出して、孫兵衛の前に並べた。

そのくせ、「どうぞ、おさきに——」と孫兵衛にうながされると、喜太夫は有利な、一番長い刃引の刀を手に執《と》る。それを見た孫兵衛は、一番短い刀を選んでほくそ笑んだ。

簡単に勝負はつくと思われたのだが、二人は互いに構えて動かず、〝気合詰め〟での押し合いとなって、意外に時間が経過した。

一刀流というと、〝無想剣〟が有名だが、この秘剣は〝気〟の充実をはかり、〝気〟を刀身の先から発して、相手を押すもので、稽古では〝気合詰め〟をも重視した（〝無想剣〟の操法については、後述する）。そのため、ときに刀の重さが負担となった。

一番長くて重い刀を持った喜太夫は、二度まで孫兵衛に追いつめられて完敗する。敗れた喜太夫は、立派だった。一礼して自室へ戻ると、天流の伝書や巻物を孫兵衛の前へ持ち来たり、これらを引き裂いて捨てるに及ぶ。

「貴殿の術は神《しん》に入ったもの、今日より直《ただち》に門人となって修行をやり直したい」

そして喜太夫は、自らの門人もことごとくを引き連れて、一刀流に入門したという。

〝心静か〟ならざる明智光秀の「気鬱」

すでに戦国時代に入っていた元亀《げんき》二年（一五七一）——卜伝の没年に成立した、とされる（異説あり）和歌形式の遺訓『卜伝百首《ぼくでんひゃくしゅ》』には、

「相手も上手なれど未《いま》だ名人ならず、勝負は心静かにせよ」

というのがあった。

「心静かに」とは、相手方に対して、当方は冷静に正しく〝気〟を流せ、ということであろう。剣を遣《つか》う仕合のおりも、ビジネスの世界であっても、忘れてならない心得は、執着心を去り、自由自在に、あるがままの己れを保つこと——すなわち、〝気〟を充実させることである。

主君・織田信長を本能寺に滅ぼした叛臣・明智光秀も、長年の心身の疲れが、そもそもの謀叛の原因であったかと思われる。中途採用された織田家における不平や不満＝「執着」を、それまで一身に聴いてくれていた、最愛の妻で唯一といってよい相談相手であった凞子《ひろこ》が、〝本能寺の変〟の六年前に病いで亡くなっていた。

以来、光秀は孤独の中で「執着」を重ね、「気鬱」となってしまう。彼は主君信長より八歳以上、最大十六歳の年上であったといわれている。

そこへ同僚・佐久間《さくま》信盛《のぶもり》や林秀貞《はやしひでさだ》の、信長からのクビが伝えられた。思わず自らの将来について悲観した光秀は、信長に心身を圧迫される思いで、さらに自らの苦しさに「執着」しつづけ、気を滞らせて、自らの視野＝選択肢を狭めてしまう。

信長に一番信頼されていたからこそ、光秀は常に多くの仕事をかかえ込み、能力を買われていたからこそ、次に予定されていた九州征伐では九州ゆかりの「惟任《これとう》」の姓と、「日向守《ひゅうがのかみ》」の官名を事前に与えられ、総指揮権をゆだねられていた。

にもかかわらず、すべてを悪い方へ判断した彼は、心身を疲労困憊《こんぱい》させ、ついには弑逆《しいぎゃく》（主殺し）という、最悪の形で、己《おの》が名を歴史に残してしまった。

妻の凞子は織田家に仕える以前、浪々の夫・光秀を助けて、生活費を得るために自らの黒髪を売った逸話のある、〝糟糠《そうこう》の妻〟であった。彼女が生きていれば、夫の気の滞りを矯《た》めて、真っ直ぐにしてやり、心身の重荷をおろさせて、隠居を勧めるなり、「元気」な前向きな気の使い方に、導いてくれたであろうに、と思うと残念でならない。

親の心子知らず――気が通わない実例

子を持つ親の心情しかり――。

「私はこんなにも心配しているのに、あの子はまったくわかってくれない」

世の子を持つ親ならば例外なく、生涯に何度か口にした愚痴ではあるまいか。が、親子関係でいえば、多くの場合、この〝親の心子知らず〟で諍《いさか》いは起こるように思われる。

なぜ、子には親の思いが通じないのか。親の「心配」（心の状態）が子には「わからない」――つまり、〝気〟が親の内にとどまっていて、子＝相手に届いていないことが考えられる。俗にいう、独りよがり（自分だけで良い、正しい、と思い込むこと）である。

なぜ、そうなるのか。親の動作が、一呼吸遅れるからである。

何か意見の相違することが起きた↓大変だ、どうすればいいか↓考えをまとめて↓子＝相手に伝える。

ところが子＝相手は、出来事について親に相談する前に反応し、独自に考え、動いてしまっている。ここで親と子の対処法が違うと、感情論が混ざった諍いとなる。

理想をいえば、何事かが出来《しゅったい》したとき、即、親が対応できれば、その後の子との対立は起きにくくなるのだが、〝気配〟を感じとる、読むというのは、なかなか難しいものだ。

その点、武道の仕合は攻守が同時に開始《スタート》する。野球のように、一方の投手が球を投げ、それがホームベース上にくるまでの〝待ち時間〟というものがない。

そのため、相手の動きを注意深くみているだけでは、対処が遅れてしまうことになる。相手の体が動く前、心がまず動くが、この起こりを察知して、対処しなければならない。よくいう、〝先《せん》〟を取るのである。だが、これには訓練が必要であり、心体《しんたい》が同時に動くための条件反射ができるように、ならなければならない。

それこそ攻守一体の武道やボクシング、レスリング、「はっけよい、のこった」の相撲で学ばないと、身につきにくいし、仮に学んでも、すぐには役に立たない。

では、どうするか。〝先《せん》の先《せん》〟を取るしか方法はない。

つまり、常日頃から子＝相手のことを心がけ、〝気配〟を欠かさずに細々とした変化を見逃さず、察知し、今、この子は何を考えているのか、しているのか、を注意深く見守るしか手はない。相手の心に〝気〟を通しつづけることが、〝いざ鎌倉〟（非常事態）を救うことにつながる。

ニガ手な人への〝気〟の対処法

――同じことは、〝気〟の通わせにくい人にもいえる。

人間、誰しも「馬が合う」（気の合う）人がいる一方で、ニガ手な人も存在する。できることなら、避けて通りたい。できるだけ、関わりを持ちたくない、と念じる人である。

しかし同じ職場やクラスに、普段、接しなければならない場所にいたならば、その人だけを避けて通るというわけにはいかない。ニガ手な人というのは、言い換えれば〝気後れ〟を感じる人のことであり、〝気〟がすでに絶えている、流れていない場合が多い。

筆者も学生時代、合気道の稽古へ通っている中で、ニガ手な先輩というのがいた。技量のある人で、稽古熱心な人だったが、ものの言い方にいささかトゲがあり、技をかけ違ったりすると、ニヤッと笑われるのがどうにもたまらなかった。合気道は技の反復練習をくり返す。相手を倒す方と倒される方に分かれて、互いに攻守の立場をくり返し、理屈ではなく自然と体が反射的に動くように、と型の稽古をしつこくくり返すのだが、その人にだけは、できるだけ一緒にならないように、と始まる前から、その人のそばに寄らず、距離を置くようにしていた。

ところが、ときには当人から「やろうか」と、声をかけられることもあった。

技ごとに相手が替わる稽古場、道場ならばいいのだが、人数の少ないときもある。

「何くそ」と挑むが経験《キャリア》の差、実力壁は容易に越えられない。しかも相手は、こちらの気持ちが読めている。ニヤッと笑われると、どっと疲れが押し寄せてくる。

「気に入られるように謙《へりくだ》れよ」

と、同時期に入門した友だちにはいわれたが、これがなかなか難しい。面子《メンツ》、自尊心《プライド》が邪魔をする。人によっては、自らが強い意志、信念をしっかり持っていさえすれば、ニガ手な人にも気持ちは通じる、という考え方の人もいる。

だが、これもカラ回りになるケースが少なくない。なぜならば、土台＝足場がしっかり出来ていないのと同じで、気をいくら発しても、上滑りして相手には通じないからだ。

では、どうすればいいのか。筆者の経験では、〝気〟を通して人間関係の基盤＝土台から、築く以外に方法はなかった。

〝前兆〟を読む

まずは、筆者は「挨拶」から始めた。

カラ元気でも見せかけだけでも、とにかく明るく、積極的に先輩に声をかけるようにした。稽古も進んで、お願いするように。心もいつかこの人を——ではなく、謙虚に学ぶことに徹するように、自らにいい聞かせた。

それでも、ニガ手な現実は動かない。相変わらずニガ手意識はつづいたのだが、あるとき、ふいにその先輩が、「今の技はよかったな」とポツリと言ってくれたことがあった。ハッとした。この瞬間、わずかながら気が相手に通ったような気持ちになった。

ニガ手意識を克服するには、その対象に対して、自ら〝気〟を発しつづける以外に方法はないように思われる。注意深く、相手の言動に気を配ることだ。できるだけ、直線的にぶつかる剛強な〝気〟ではなく、相手を包み込むようなやわらかい〝気〟が出せればいうことはないのだが、これがなかなか難しい。理屈ではなく、しつこくつづけるしかない。

そうすれば、〝前兆〟をとらえることもできる。

気をつけてその人を見守っていればよい。信号《シグナル》はたえず、出ているはずだ。

たとえば、いつもと異なる表情をみせたとき。いつもと違う食欲を発揮したとき。いつも口数の多い人が寡黙になったとき。いつものお酒の量とは異なったとき――云々。

気をつけて見ていると、表面から内面へとその人の変化がわかるようになる。

筆者は物書きとして、これまで世過ぎをしてきたが、性格的にカッとしやすい人間ながら、長くこの仕事をつづけてこられたのは、〝馬が合う〟人に三十分接したら、ニガ手な人には一時間接するように心がけた。おかげで、どうにかここまでやってこれたように思う。

要は、心の持ち方一つなのだ。一歩勇気をもって踏み出し、〝気〟を出すことに取り組むことが、かならず〝気〟を通すことにつながるのは間違いない。

ストレスは自覚症状の出にくい機能障害?!

――少し角度を変えてみる。

植物は水分・窒素・イオウなどを地中から汲み取り、二酸化炭素は空気中から取り入れて、葉緑素を媒体に、太陽から糖質を作り出して発芽・成長を遂げている。

人間は植物と異なり、「呼吸」によって酸素を肺に取り入れ、食物=栄養素を「食事」により体内へ送って、それらを新陳代謝することによって発育・成長をつづけてきた。

漢方医学では、この根本を「気血」といった。気と血液――これこそが、人間の生命《いのち》を維持する根本だ、というのだ。より健康を促進するため、体力をつけるための「運動」は欠かせないが、生きる根本は「呼吸」と「食事」といえる。

この二つにより生み出された血液が、心臓から動脈を通じて毛細血管を流れ、体内組織に補給されて行く。一方で二酸化炭素や不要物を受け取り、静脈を通じて再び心臓に戻す。その過程で二酸化炭素は肺へ、不要物は各排出器官へと送られる。

この血液の循環こそが健康の証《あかし》であり、流れを妨げる血管への圧迫こそが、ストレスである。心理的な緊張が自律神経を興奮させて体を硬直化し、血管を圧迫するわけだ。

世の中が「ストレス社会」と呼ばれるようになったのは、「昭和」の高度経済成長期からであったが、ＩＴ化・ロボット化が進み、ＡＩ（人工知能）が社会へ進出する「令和」の時代は、ネットやモニターで常に監視されている閉塞感も加わって、がんじがらめのストレスの度合いは益々高くなっている。

「突然死」や「過労死」、その一方で相変わらず「ひきこもり」をつづける人々。

有名小学校へ入学するための〝お受験〟、名門中学校・高等学校に入るための進学塾。家族の揃うことのない食卓。社会人になってもつきまとう営業ノルマや出世競争、国際社会におけるボーダレスな経済戦争――。

その一方で、血のかよった人間関係は、どんどん希薄になって行く。

小中高でも友達がつくれない。悩み事を打ちあけられる人がいない。

これでは人間本来の情緒感、潤いといったものが希薄になっていくのも無理はない。

ハンス・セリエ（ハンガリー系カナダ人の生理学者）のストレス学説によると、ストレスは「警告期」「抵抗期」「疲憊《ひはい》期」に分けられ、あまりに長くストレスがつづくと、人間生活の基本に歪みが生じ、それを正そうとする抵抗力がついには限界を超え、「生体」が疲れ果てて「気絶」してしまう。

「突然死」「過労死」は、ほとんどが慢性ストレスによる血管が圧迫されつづけたことにより、酸素と栄養素が体内に行き届かなくなって生じる、自覚症状の出にくい機能障害（解剖学的な変化のないまま生理機能が損なわれること）だ、と筆者は考えてきた。

諸葛孔明、ストレスを攻めて曹真を殺す

自分は大丈夫だ、と思っているあなたは、夜、風呂上がりに、あるいは寝る前に、リラックスした状態で横になって、自らの顔――額《ひたい》、眉間、頬、口もと、こめかみを意識して弛緩《リラックス》させてみるとよい。

指先から肩まででも——心身共にゆったりしているはずなのに、いずれかの部分で硬さが感じられたならば、それは完全に緊張がほぐれていないことを物語っている、と注意すべきである。ストレスを侮ってはいけない。

三国志のヒーローで蜀漢の宰相・諸葛《しょかつ》亮孔明《りょうこうめい》は、洛陽にて敵の魏《ぎ》の大司馬《だいしば》（軍事・運輸の長官）の曹真《そうしん》が重病だと聞き、相手を侮辱する一通の挑戦状を送りつけた。

それを読んだ曹真は、極度に興奮してしまい、心痛と怒りのあまり憤死してしまう。

「孔明、書を以《もっ》て曹真を筆殺《ひっさつ》す」といわれた場面である。

ついでながら、自律神経の「神経」は、江戸期の蘭学の曙《あけぼの》——前野良沢《まえのりょうたく》や杉田《すぎた》玄白《げんぱく》によって訳された『解体新書《かいたいしんしょ》』において、「神気《しんき》の経脈《けいみゃく》」という意味から創られた言葉であった。

「神経」は指令を発する中枢神経と伝達の役目を果たす末梢神経に分かれ、後者はさらに、脳髄神経（神経細胞が集合し、神経活動の中枢をなす部分）と「自律神経」に分けられた。

一方の自律神経は、呼吸・消化・循環・生殖など生命維持と種族保存に必要な機能「交感神経」（高等脊椎動物の自律神経系を構成する神経）と「副交感神経」（交感神経と共に働き、心臓に対しては抑制、胃腸に対しては促進の作用をする自律神経）で調節されている。興味深いのは、この自律神経は自らの意志では自由にならないが、抱いた（陥った）気分には非常に影響されやすい点だ。

人は誰でも、気分が高揚すると自律神経の「目の交感神経」が瞳孔を広げ、〝目の前が明るくなる〟。逆に気分が落ち込むと、瞳孔が収縮して〝目の前が暗くなる〟――。

ストレスがつづくと、自律神経の交感神経と副交感神経のバランスがくずれ、体内の内臓を中心に疾患が発生することになる。顔面の緊張や、手足の震えだけではない。

頭痛や胸痛、不眠に吐き気、めまい、冷症《ひえしょう》――深刻化すれば疲労感となり、不安感がつのれば対人恐怖や呼吸困難、胃潰瘍、糖尿病も悪化するようだ。

これは、筆者掛かりつけ医師の発言に拠る。

がんばりすぎる人へ

今一つ、「執着」と共に「気鬱」を引き起こす原因に、周囲との協調＝人に合わせる、人に遅れてはいけない、という心の競争心、ある種の焦りがある。

これは本人が思う以上に、自らの疲労を蓄積させることが少なくない。

「みんなが、がんばっているのだから――」

「疲れていても、自分勝手なことはできない」

広く周囲に配るべき〝気〟が、なまじ周囲のことを考えて、かえって硬直して「執着」を生み、自分を追い詰める事例《ケース》がままある。心身の疲れは「気鬱」につながってしまう。疲労していては、そもそもまともな仕事はできない、と考えるべきである。

時間外の残業や休日を返上しての、過剰労働による過労死——家族にとってはこのうえない悲劇が、ときおりニュースとなる。ほとんど例外なく、まじめで責任感の強い人が、生命《いのち》を縮めることになっているのをみて、筆者は思う。心身を損なう前に立ち止まり、現状を客観的にみて、視野を広くとり、気を正しく使ってほしかった、と。

自分の将来、家族のため、それらはすべて生命《いのち》あっての物種《ものだね》（もととなるもの）である。

死んでは花も咲かず、実もならない。目の前のことにのみ心がとらわれてしまうと、客観的な判断ができなくなってしまう。一区切りがつくまでは、この忙しい絶頂《ピーク》をすぎるまでは……、というのはどだい（もともと）通らない。

アジア・太平洋戦争をふり返れば、大日本帝国の国家国民は〝一億総玉砕〟の心意気で後半、敗戦つづきの戦いを止《や》めず、一度、戦局で大勝利を収めてから講和（降参）の机《テーブル》に向かおう、と意図したが、傾いた戦局は一度も、好転はしなかった。

経営者の失敗も、撤退を誤るケースが実に多い。前述の卜伝のいう、「心静かに」ができないで「執着」してしまうからだ。

冷静に考えていただきたい。〝気〟が滅入れば、思考は悲観的にかたむく。明智光秀の例をあげるまでもなく、決して気分が好転することはない。

少し、今の自分は危ないな、と思ったならば、それを誰かに聴いてもらわねばならない。一人ならば、自分の言葉に自分の、「気息」(呼吸)を整えて、「気転」(機転)を働かせてみることだ。たとえば、立ち止まって、別方向から自分をみつめてみるのもいい。

あなたは独りではない!

あなたも筆者も、決して独りではないということ。誰にでも、父と母がいる。

唐突ながら、二人の親がいて、一人の人間が誕生する。すでに他界していても、現在は一緒に暮らしていなくとも、二人の親がいて、あなたも筆者も存在する。その父と母にも、二人の親=あなたの祖父母がいる。一世代前が二人、二世代前が四人、三世代前が八人、各々が生命《いのち》に直接かかわった人々である。

筆者は、東軍流という古流剣術の宗家十七代に生まれた。

仮にすべてが直系だとして、十七代前の開祖・川崎鑰之助時盛《かわさきかぎのすけときもり》までを計算してみると、「2」の「17乗」で、13万1072人――仮にそのすべてが、同じ家系の人で重なりあっていなかったとすれば、これだけの人々が筆者の生命《いのち》につながっていることになる。

初代鑰之助が生きた戦国時代は、当時の日本人の人口で1800万人であるから、約0・7パーセントに相当する日本人と、筆者はかかわりをもっていたことになる。

一世代前の両親から十七代前までの直系祖先を合算すると、筆者と直接、血のつながっている人は、合計で26万2144から2を引いた＝26万2142人となる。

一人欠損しても、筆者はこの世に存在しないわけだ。

大雑把に、二十五年で一世代と考えても、戦国乱世は日々、合戦をはじめ生命《いのち》の危機に直面しており、深刻な大飢饉、疫病の流行もくり返し襲ってきている。

そこに暮らした人々が全員、幸運にめぐまれた生涯を送ったとは考えられない。

しかし、一人一人が懸命に生命《いのち》をつないでくれたおかげで、あなたも筆者も存在している。この奇跡とも思える生命《いのち》の連鎖――人は皆、決して独りぼっちではない、ということを〝この世に存在していること〟は雄弁に語ってはいないだろうか。

「執着」「みんな、がんばっているのだから――」で自らの心を重くし、視野を狭めることのないように、気を広く正しく静かに発してほしい。

過剰ワークでも「気鬱」にならない方法

広く正しく、といえば、超多忙を極め、それこそ心身を損なっているのではないか、と外からは心配されるのに、当の本人は一向に平気で、自らを追いつめている様子もなく、それなりの成果を出している人を、筆者はまわりでもときおり目にする。

これは一つに、〝気〟の使い方が上手で、「執着」ではない「集中」の力をうまく活用している場合が多いからであろう。よく一つのプロジェクトを任された人が、

「全身全霊をかけて、やり遂げます」

と関係者を前に宣言をする。この場合、重要なのは全身に〝気〟が通っていること。言い換えれば、心身が充実していて、それこそ仕事を心の底から楽しんでいるように、周囲にはみえていることが大切である。

〝気〟が全身をつらぬいているような、活力が漲《みなぎ》っていれば、多少の負担や睡眠不足は、ある一定の期間なら、我慢もできるし、後日の休暇でとり返しも可能となる。

「気鬱」を発するのは、どこかに嫌な思い、拒否の心情が隠れていることが多い。

それでは全身全霊で、仕事を捉えたことにはならず、小手先の部分的な請け負いとなって、結果、心身に気が通らず、逆に滞って、ついには奈落の底に落ちることとなる。

〝天下布武〟に邁進する織田信長のもとで働く司令官クラスの人々は、いずれも多くて重い課題を各々、与えられており、それこそ息せき切ってその解決に躍起となった。

しかし、荒木村重《あらきむらしげ》、佐久間信盛、明智光秀といった落伍者が出る一方で、羽柴秀吉や柴田勝家、丹羽長秀《にわながひで》、滝川一益《たきがわかずます》、池田恒興《いけだつねおき》のように、見事、信長の無理難題に応え得た司令官も存在した。

この差は、極端ないい方をすれば、仕事を楽しんでやったかどうか、にもあるように思われる。もっとも、〝気〟が使える、〝気〟が出る人は、四六時中、上手に気を通すことができるかといえば、そこは難しいところだ。

〝気〟にも波がある

ビジネスパーソンの中にも、新入社員から課長、部長クラスまでは順調に出世しながら、局長から取締役に進む頃になると、ギアチェンジ、シフトダウンしてしまう人がいる。

明智光秀も、何処で何をしていたのか定かではない前半生から、織田家へ中途採用され、彼は最も遅れてきたにもかかわらず、ほかの幹部の誰よりも早くに「城持ち」となっている。「城持ち」は「城将《じょうしょう》」と違う。独自の領地・領民を任せられることで、光秀の場合、京の都を東西から扼《やく》する要《かなめ》の、近江坂本（現・滋賀県大津市坂本）と丹波亀山（現・京都府亀岡市）を、信長に与えられている。

天正九年（一五八一）二月に行われた、「京都御馬揃《きょうとおうまぞろ》え」という正親町《おおぎまち》天皇（第百六代）臨席の、織田家における軍事パレード――その総責任者は光秀であり、この時点で彼は間違いなく、織田家のナンバー2といってよかったはずだ。

これが〝本能寺の変〟の、わずか一年三ヵ月余前のことである。

出ていた〝気〟が通わなくなり、〝気〟が停止してしまったとしか思えない。

生涯にわたって〝気〟の出る、出にくい（出ない）の波があるのであれば、一日のうちにも〝気〟の出やすい刻限と、そうでないときというのがあって、しかるべきかもしれない。前述したように、心身に力《りき》みが生じると、〝気〟は通らなくなる。仕事中における力み、本人が気づかないなかで、気は止まってしまうことが少なくない。

また、止まっている気を明らかに自覚しているのに、それを改めて出し、通せない場合もあった。たとえば、緊張したときである。〝気が上がる〟（舞い上がる）といういい方を、われわれはよく口にする。あるいは、「頭に来た」と怒ったときも同様である。

これは意識が頭にあがる、風呂の湯船につかっての場合でいう「のぼせ」が発生したことを意味していた。緊張のあまり、大切なプロジェクトの説明を前に、頭が真っ白になってしまい、言葉が出なくなってしまう。気が上がってしまった分、腹の調子が悪くなって神経性の胃炎、下痢を引き起こしてしまう人もいる。

緊張したときこそ、臍下丹田《せいかたんでん》に注目

このようなとき、当人の頭は真っ白、顔面は真っ青で、往々にして周囲がまったくみえなくなっているものである。武道のみならず、神道や禅宗の世界では、こういう時こそ、臍下丹田《せいかたんでん》に意識を集中することを、くり返し説いてきた。

臍《へそ》の下、こぶし一つぐらいの位置に、指先で軽く触れてみる。下腹に力を入れても、力の入らない個所《ポイント》――別途、肛門を意識してギュッと閉めるようにすると、位置が認識しやすいとも。その臍下丹田に意識を集中すれば、〝気〟は上にあがらずに、心は静まって、下半身は安定する。

合気道をはじめ、多くの武道や神道では、よく「鎮魂《ちんこん》」の業《ぎょう》（つとめ）を行うのを見かけるが、これは臍下丹田に気持ちを集中させるための動作である。立って行う「鎮魂」は、主に一定の呼吸法で気持ちを落ち着け、息を整える。

臍下丹田に〝気〟が集まれば、心は重心が下にさがって落ち着き、安定する。

座禅ならば、ただ座っていればいいのだが、武道では動かねばならない。臍下丹田の〝気〟は、そこで固まっているようでは困る。〝心静か〟にあるのがいい。

このことに、常日頃から気を配っていれば、無意識に〝あがる〟ことはなくなる。

よく場数を踏んで、慣れてくると緊張しなくなる、というが、このおり臍下丹田にはしっかりと、気持ちがおさまっているもの。くり返し、臍《へそ》の下に意識を集中する練習をしてみるべきである。

筆者はこれまで千人を超える聴衆の前で、あるいはテレビ局での収録を度々、経験してきたが、二十代で覚えた臍下丹田に〝気〟を静めることが理解できて以来、人前であがるということはなくなった。

「まあ、座ってお茶を喫《の》め」

心を静める、臍下丹田に〝気〟を感じるというのは、ほかにも方法はいくらでもあった。

お茶一杯飲んでも、「鎮魂」の業を行ったのと同じ効果を得ることはできた。

――僧がいた。今から千百年程前に、である。

唐代の石家荘の北、趙州《ちょうしゅう》に住んでいたことから、「趙州和尚《わじょう》」と呼ばれていた。和尚は禅師であった。各地に行脚《あんぎゃ》すべく故郷を出る時、次のように決意したという。

「七歳の童子と謂《いえど》も我《われ》に勝《すぐ》れた者には教《え》へを聞かう、百歳の翁と謂も我に劣るものには是《これ》を説《こ》かう」

後年、師の南泉《なんせん》和尚に、「如何《いか》なるかこれ道」と問われ、

「平常心、是《こ》れ道」

と答えた。

温雅な人柄に、激しい修行をつんだ和尚のもとへは、多くの後進が教えを乞いにやって来る。ところが、どうしたことか和尚は、誰が何を尋ねても一言しか答えない。

「且坐《しゃざ》喫茶《きっさ》」（まあ、座ってお茶を喫《の》め）

監院《かんいん》という僧が怒って、和尚に問うた。

「和尚は誰にでも同じことを答えられるが、一体どういうつもりなのですか」

すると和尚は、「監院よ」と呼びかける。「はい」と身をのり出す監院に、すかさず和尚

は一言、「且坐喫茶」――まあ座ってお茶を喫《の》め、とくり返した。

のち『茶経《ちゃけい》』を著した陸羽《りくう》（？～八〇四年頃）は、この話を聞いて「いまだ、どうしてこの佳境に到り得ようか」と自らを反省し、趙州和尚の悟りに感嘆したという。

趙州和尚の時代から、お茶は緑色であった。なんとなく心を落ち着かせる緑色の茶は、修行に明け暮れる僧たちの心を、ゆったりとなごませる力をもっていたに違いない。

喫茶が禅宗の世界では羃助《ほうじょ》（手助け）となり、供茶《くうちゃ》が僧堂の作礼となった。

唐から宋へ――喫茶法に抹茶《まっちゃ》の法が加わる。

日本からも、禅宗求道の執念やみ難く、単身、宋へ渡った僧がいた。

南浦紹明《なんぽしょうみょう》こと若き日の大応国師《だいおうこくし》であり、彼もかの地でお茶を喫し、日夜修行に明け暮れた。九年後、紹明は帰国に際して、臨済禅最初の宝典『碧巌録《へきがんろく》』の著者・圜悟克勤《えんごこくごん》の墨蹟と茶具の台子を持ち帰った。

「動中に静あり、静中に動あり」

帰国した紹明は、全国行脚によって禅宗を広く世に知らしめた。嘉元《かげん》元年（一三〇三）、七十歳のとき、詔《みことのり》を拝して彼は京洛に上《のぼ》る。

この時、かねて紹明の辛辣さを伝え聞くひとりの青年僧が、教えを乞いに紹明のもとを

訪れた。すると彼は、

「老来力無シ、且坐喫茶」

とのみ答えた。もう自分は老いた、燃ゆるが如き求道のあなたを鉗鎚《かんつい》する（師僧が弟子を厳しく鍛練し、教導する）気力がない、まあ坐ってお茶でも喫んでいけ、というのだ。

それでも青年僧は諦めず、根気よく、紹明のもとへ通った。許されて四年間、臨済禅を学んでいる。延慶元年（一三〇八）、紹明は遷化し、勅して円通大応国師と諡《おくりな》され、寺壇が西京に建立された。これが現在の大徳寺塔頭《たっちゅう》・龍翔寺《りゅうしょうじ》の本堂である。

そして、国師の死を看取ったかつての青年僧こそが、大徳寺開山となった宗峰《しゅうほう》妙超《みょうちょう》、すなわち興禅大燈《こうぜんだいとう》国師であった。

大燈国師には花園天皇（第九十五代）、後醍醐天皇（第九十六代）が相次いで帰依し、以降、大徳寺は臨済宗の本山として、幾多の名僧を輩出した。大燈国師の法系からは四代下って一休《いっきゅう》宗純《そうじゅん》が出ている。のちには勅命で、第一章でみた沢庵宗彭《たくあんそうほう》も入山していた。

自らの心を静める工夫と「催眠」について

お茶でもお花、お香であっても、何でもよい。自分が弛緩《リラックス》できる品目《アイテム》を身近に置き、

〝気〟があがったと思う時に、習慣化してもちいることができれば、臍下丹田に〝気〟を静かに流すことは、さほど難しいことではない。

むしろ、習慣化するまでが大変かもしれない。

自己暗示ということでいえば、元ベルリン大学教授のシュルツ博士が考察した、自律神経失調に大変効果があるという「自律訓練法」も参考になるに違いない。

博士は自分自身で自己催眠をかける術《すべ》を長年研究して、ついに六段階の言語公式（自己暗示のための言葉）を発見した。

一、「腕が重い」「脚が重い」

二、「腕が温かい」「脚が温かい」

三、「心臓が静かに規則正しく打っている」

四、「呼吸が楽だ」

五、「お腹が温かい」

六、「額《ひたい》が涼しい」

これらの言葉をくり返して唱えると、そのとおりに体感できるようになったという。

ただし、唱えるときは肉体的に大変弛緩《リラックス》している状態で、精神も安定していなければならない。つまり、「催眠状態」がよい。

われわれは普通、「催眠」などといわれると、「催眠術」を思い浮かべる。

それこそ、〝気〟を出すというと、触れずに相手を倒す気功現象を連想されるのと同様に、「催眠術」は魔術や心霊現象、シャーマニズムの一種で、摩訶不思議なものと見做《みな》しがちだが、第一章でみた宮本武蔵が少年にほどこした必勝法しかり、明智光秀が陥った「気鬱」も「催眠」といえる。

「催眠」は自己への暗示も含め、きわめて日常的なものであった。

「催眠」というと、術を掛けられた人は意識がなくなり、術者の言葉で操られるといったイメージを、一般には持ちがちだが、暗示を掛けられた人は意識水準は弛緩《リラックス》していて、程度は低下していても、意識そのものはある。夢遊病者のようにはならない。

同様に、暗示を与えるものも、言葉（聴覚）だけではなく、視覚に訴える表情、気配であっても、弛緩《リラックス》させるために笑わせるのも、緊張《ストレス》をとる手段としては有効である。

「はじめに」では朝起きて、窓の外をみて「鬱陶しい」となる話にふれたが、朝起きて間《ま》もないときは、ボーッとしていて「催眠」にかかりやすい。

同様に、一つのことに夢中になっているとき、酔いが少しまわった状態、睡眠に入る直前などで、先のシュルツ博士の公式「一」を唱えると、暗示がかかって腕や脚が重くなる。「二」以下もやってみるとよい、簡単に自己暗示はかかるものである。

痴漢撃退講習会で教えたこと

さて、〝気〟が通っているか、滞っているか――これを見分けることはたやすい。

臍下丹田に〝気〟が充実しているか、意識が集中した姿勢になっているか、心身のバランスを崩さずに、座ったり、立ったり、歩いたりできるか、をチェックすればよい。

だいぶ以前のことになるが、痴漢撃退の講習会に招かれたことがあった。

若い女性を対象とした、賑《にぎ》やかで華やいだ会ではあったが、主旨は護身術として合気道の基本的な技を教示することによって、女性に痴漢に負けない気持ち、気力をもってもらおう、というものであった。

しかし、同席した女性警察官によると、痴漢にあった場合、女性の多くは声をあげることすらできないケースが多い、とのこと。実際に痴漢に遭遇したときに、エイッ、ヤァーと勇ましく撃退できるかとなると、本心、なかなか難しいと思う。

とはいえ、まずは景気づけに合気道の基本的な技をやる。力を使わないで、痴漢の手を捻《ひね》ったり、逆をとったり、手首に痛みを与えたり。筆者は痴漢役もやったので、女性警察官の背後から飛びかかり、派手に仰々《ぎょうぎょう》しく投げ飛ばされると、会場は拍手喝采となった。

講習会参加者の、若い女性たちの心の中に、多少なり積極的に痴漢に立ち向かう、そうした気持ちが芽生えてくれれば、教える方としてはそれなりの意義を感じたものだ。

重要なのは、講習会の残り時間十分——最後に歩き方を指導するのだが、これが実は講習会のメインイベントであった。

当時は現在のように、携帯電話というものがこの世になかった。

そのことを念頭に、次のくだりを読んでいただきたい。

最寄りの駅に着いて改札を出たら、まず、「家に帰ってからすべきことを考えましょう」と手引《アプローチ》きする。「待っている家族のことを、思い浮かべましょう」「（家の電話で）友だちと話す約束をしたのではありませんか」「観たいテレビ番組は、何時からでしたか」といった塩梅《あんばい》（ぐあい）に。

——この思い浮かべる行為が、痴漢撃退には極めて重要であった。

これだけで、〝気〟が女性を包み、〝気〟が全身に通るのである。加えて、「顔をあげて、姿勢を正して、リズミカルに歩きましょう」

と指導する。多くの女性は無防備に、無意識のまま、何も考えないで歩いている。

昨今なら、スマホを見ながらの歩きといえようか。

だから痴漢に、その〝虚〟〝空〟をつけ込まれるのである。

痴漢撃退の極意

正直なところ、痴漢に目をつけられてからでは、後手を踏むことが少なくない。

真の護身は、目をつけられないようにすることにあった。

全身に〝気〟が漲っているような女性は、気がそのままバリアの役割を果して、そもそも痴漢を寄せつけない。女性警察官はいっていた。世の中には、痴漢にあったことのない女性がいる一方で、痴漢にあいやすい女《ひと》がいる、と。

これは一面、〝気〟の出ている、出ていないの差ではないか、と筆者は思う。

歩いて帰る先の目的意識と、歩き方を教えたうえで、最後に向こうからこちらへ真っ直ぐに歩いてもらう示威運動《デモンストレーション》を行う。

進行方向の途中に、右でも左でもよいので、一人、女性に立ってもらう。

この女性は歩いてきた女性が目前に来たところで、片腕をサッと歩いて来た女性の前に出してもらう役。進行を止める役をしてもらうわけだが、面白いもので、〝気〟の通っているリズミカルな歩き方をしている女性は、その腕をはじき、さらに前へ進む。〝気〟の滞《とどこお》っている女性は、そこで腕に遮断され、止められてしまう。

痴漢に出会わないように〝気〟を出す――これこそが、痴漢撃退講習会の、一番伝えたかったことであった。

無論、歩かなくても気を出すことはできる。前述の鎮魂の業をやってもいい。

あるいは顔を上げ、胸を張り、肩の力を抜いて、その場で立ってみてもわかる。

つま先立ちをして、ストンと踵《かかと》をおろす。踵は重要である。手のひらでいえば母指丘《ぼしきゅう》（母指球＝親指の付け根の、ふくらんだ部分）が手のひらの踵といえる。手を使うときは、ここを意識する。

または、左右に体をゆすりながら、真ん中で止めるようにして、正しく均衡《バランス》のとれた姿勢（重心が低い）をキープできれば、前後左右から押されても、びくともしない。

以前、テレビ番組の収録で俳優の榎木《えのき》孝明《たかあき》氏とご一緒したことがある。彼は武道家としても一流の人だが、ご一緒した出演者に、この重心の下げ方を収録の合間に伝授していた。

さすが、と内心うれしく思ったことを覚えている。

痴漢撃退の極意

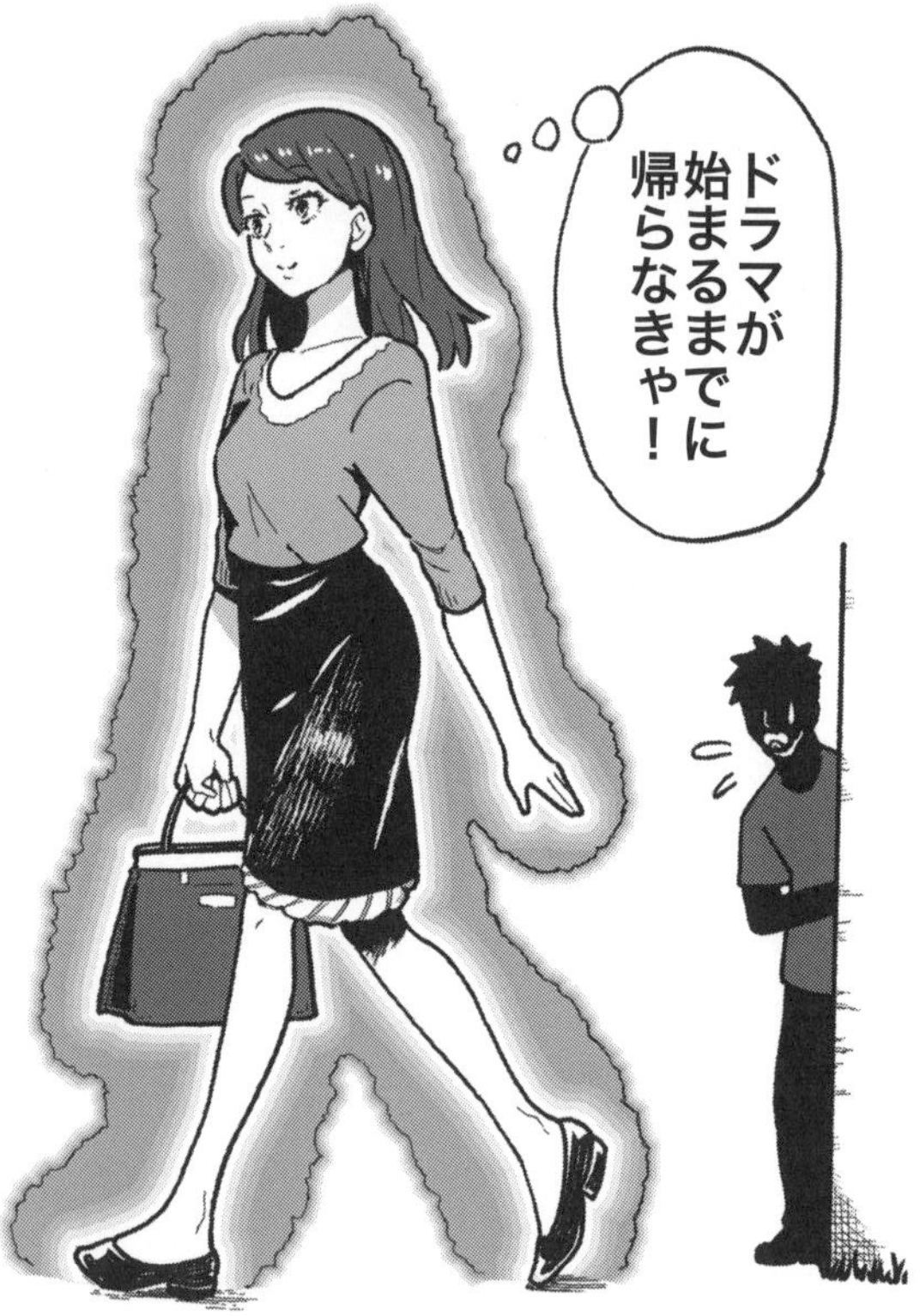

顔を上げて、姿勢を正して、リズミカルに歩きましょう！

“気”が漲っている女性は、“気”がそのままバリアの役割を果たして、そもそも痴漢を寄せつけない！

“気”を出す方法

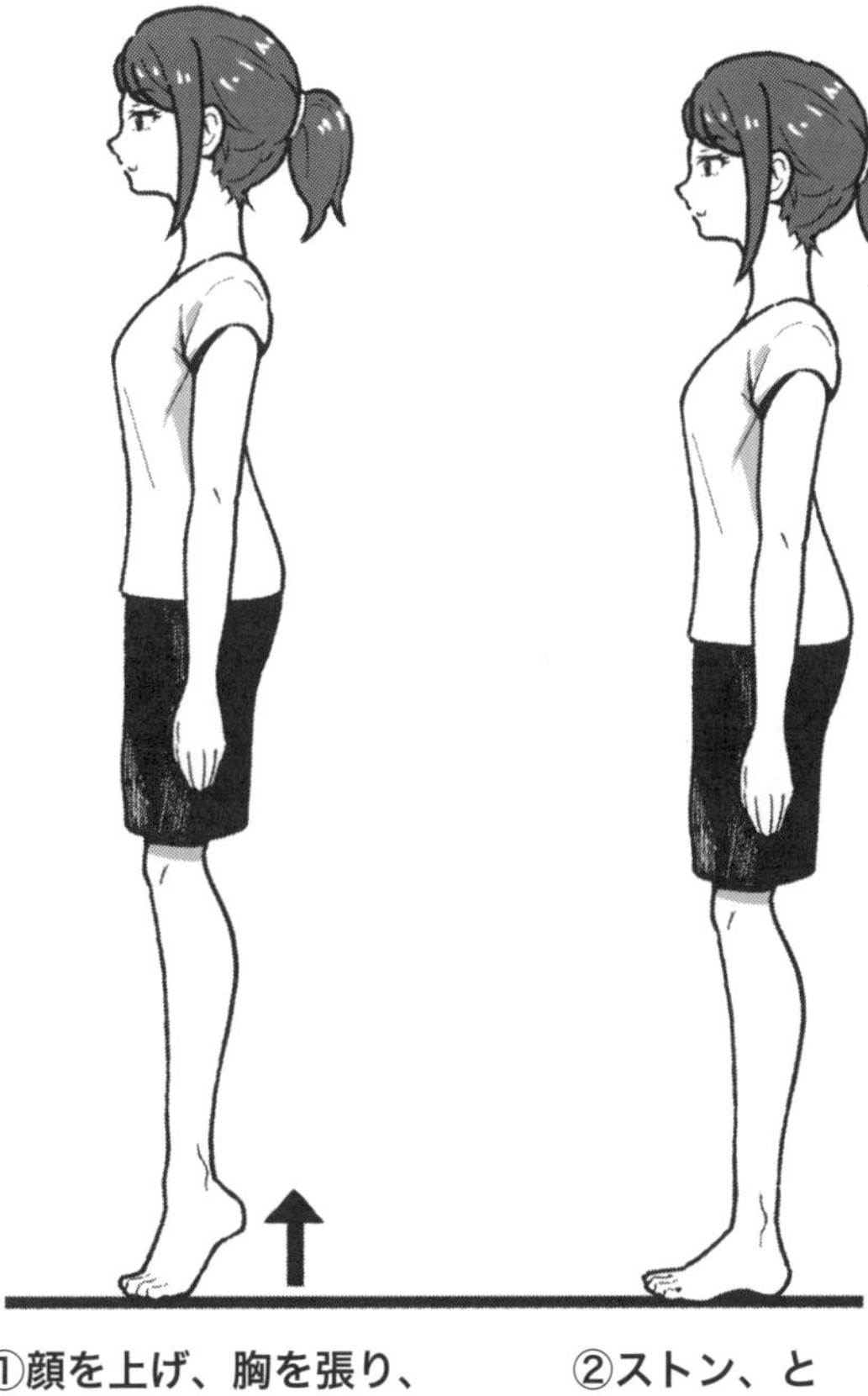

①顔を上げ、胸を張り、
肩の力を抜いて、
つま先立ちをする。

②ストン、と
踵をおろす。

座禅の効用

座禅を組んでみるのも、〝気〟の充実にはよい。

学生時代、京都や奈良の禅寺で幾度か参禅した。

「禅」はサンスクリット語の、ジュハーナ（あるいはディアーナ）の中国音訳で、「禅《ゼン》那《ナ》」＝瞑想《めいそう》する、集中するの意味。参加者の中には、あまりの心地《ここち》よさに、座禅が癖のようになっている人も少なくなかった。

呼吸を意識しながら整え、心静かに雑念を消していくと、心身が弛緩《リラックス》してすでにみた「催眠」の状態となる。さらに呼吸に注意を払い、集中していくと自己催眠が深くなり、「絶対無の心境」に入って行く。

すると、一瞬だったと思っていたものが、いつしか夜が明けていた――この時間歪曲現象は、〝幕末の三舟〟の一人・山岡鉄舟が証言している。

鉄舟は座禅を組みながら、今風にいうイメージ・トレーニングをくり返し脳裏に描いて、どうしても勝つことのできなかった、小野派一刀流の浅利又七郎義明を倒す、無敵の極意＝心構えを摑んだと伝えられている。

それはさておき、何処の禅寺へ行っても、一番重要だ、と教えられたのが座り方であった。臍下丹田《せいかたんでん》に気を込めると、「天帝《てんてい》」（眉間の中間の点）に気持ちが集中してくる。

ところが、背すじを伸ばして、いわれたように座って足を組んでいても、初心者の人は胸や肩を軽く押されると、ほとんどの人は簡単にぐらついてしまう。

「ぐらつくのは、心が動揺しているからだ」

不動心、平常心になっていないからだ、と同年配の若い修行僧にいわれたこともある。

次に、臍下丹田に心を静めて〝気〟を集中することだ、といわれた。

意識としては力を込めるのではなく、静かに鎮魂する（心を落ち着かせる）のがコツだ、とも。すると、胸や肩を押されても、姿勢は微動だにしなくなった。

自己催眠の中で行うイメージ・トレーニング

はじめての参禅のおりには、これこそが参禅による奥儀か、といたく感心したのだが、あらゆる武道はもとより、茶道や華道、香道においても、この禅の教え＝座り方は共通しているものであることが、やがて知れた。

現代武道として、国が認定したものは全部で九つ――柔道・剣道・弓道・相撲・空手道・合気道・少林寺拳法・なぎなた・銃剣道であるが、いずれにおいても、気の通った立ち居振舞いは、武道の基本中の基本である。その基本を教えることを、もったいぶる武道もあるようだが、決して特別に工夫のいるものではない。心静かに座っていれば、黒帯(初段)レベルになったならば、何処の武道でも、誰でも出来るようになっている。

もちろん、臍下丹田に〝気〟を静める行《ぎょう》は、一人でも修得することは難しくない。が、出来ればチェックしてくれる人が一人、別にいた方が理解が早いだろう。座禅を組んだ上半身を、軽く押してもらえれば、その人の役割は事足りる。

加えて、筆者がお薦めしたいのが、前述の鉄舟が実践していた、自己催眠を活用したイメージ・トレーニングである。

潜在意識に染み込んだマイナス思考は、なかなか消えにくいと述べてきた。だが、レベルの高い「催眠」状態での、くり返しの自己暗示は、潜在意識を払拭《ふっしょく》し、人間性を変え、新しい自分をそこに描くことができるのではあるまいか。

戦前「昭和」の日本柔道界における、最強の柔道家＝「木村の前に木村なく、木村のあとに木村なし」といわれた全日本選手権三連覇、天覧試合優勝、十三年間無敗の木村政彦は自著『鬼の柔道』の中で、試合の前日に禅を組みながら、精神を統一して試合のことを考えていると、「勝」「負」の二文字が闇の中で交差し、そのうち「勝」という文字が光り輝いてみえたという。

戦後の「昭和」を代表したロサンゼルスオリンピックの金メダリスト・山下泰裕（現・日本オリンピック委員会会長）も、試合の前に瞑想によるイメージ・トレーニングをおこなっていたことを語っていた。

メンタルマネージメントで「催眠」下の己れを伸ばし、実力を１００パーセント、あるいは実力以上の成果をあげることができれば、前にみた10対5の戦いを5対6に逆転させることも可能となるのではあるまいか。少なくとも潜在意識のマイナス思考がプラスに転じれば、〝気〟は面白いように流れることは間違いない。

〝不敗の剣〟

――立っても座っても、〝気〟の存在は自覚できる。

それよりも、〝気〟は活用しなければ意味がない。そもそも、くり返し述べてきたように、特殊なものではなく、本来は誰もが使えるものである。

ただ、気を素直に出せる人と、なかなか滞って出にくい人はいる。

古流剣術の世界には、〝不敗の剣〟――それこそ〝気の剣〟と呼ばれるものがあった。

流派によって呼称は異なるが、筆者は東軍流と同じ中条流系《ちゅうじょうりゅうけい》ということでいえば、一刀流にいう無想剣というのも、これではなかったかと考えてきた。

筆者の家伝・東軍流では、臍下丹田に気を静める座り方に対して、立って木刀を軽く構える丹田の修行法もあった。現代剣道でいう中段《ちゅうだん》の構えに相当するものだが、古流では真剣を前提としているので、そのため木刀にも同様の反りがある。

したがって、木刀は中段に構えるが、その木刀はやや寝かせたように斜めとなった。

このとき重要なのは、切っ先《きっさき》（この場合は木刀の先）を、目前に同じように構えている、と想定する相手の、喉元《のどもと》へ斜めに標準していることである。

次に、臍下丹田に静まった〝気〟を、体内から両腕を通じて、ゆっくりと木刀の先に通す。木刀と心身が一体となると、〝気〟は満ち溢れて切っ先から放出する。

〝気〟が流れたらどうなるか、相手が目前にいたとして、こちらの木刀を叩き落とそうと打ち込んできても、木刀はほんのわずか、相手の打ち込みによる衝撃で微動するが、次の瞬間にはもとへピタリと戻って静止している。

相手がこちらを倒すためには、目前にある木刀をどうにかしなければならないが、〝気〟の通った木刀は、一打を加えても、瞬時にもとへ戻るのである。

現代剣道のように、竹刀を払って面――というわけにはいかない。すっと一足、こちらは前に出るだけで、相手をゆっくりと追いつめることができる。こちらの構えている木刀を、どうにかしなければ、相手はこちらの体に触れることさえできない。当方の切っ先は、相手の喉元に標準している。歩み足で一歩一歩、相手を道場の隅に追いつめれば、何もしなくても勝利することができる。

この〝不敗の剣〟は、木刀を共に構えた二人一組で〝気〟を流しながら稽古をすれば、理解はその分、早いに違いない。

重要なのは臍下丹田に気が静まり、そこを起点に木刀の先から〝気〟が放出しているのかどうか、である。

〝気〟で気配を察する方法

こちらが技をほどこすと（使えば）、そこに隙《すき》が生じる。

その隙を相手に攻められれば敗けてしまうわけだが、隙が生じずに、しかも技をほどこさなければ、相手はどうすることもできない。目前の木刀を叩き落とすことができないかぎり、勝つことはできないからだ。

したがって、〝不敗の剣〟となる。

同様に人の気配を感じ取る稽古というのも、東軍流には存在した。

二人一組で互いに背中を向け、木刀を構える。まっすぐ振りかぶるのだが、振りかぶりすぎると、背後の人の木刀の切っ先にあたってしまう。

ほとんどバンザイをしているように、垂直に頭上に木刀を振りかぶる。

そうしておいて、片方が自分勝手のタイミングで木刀を振りおろす。もう一方の人は、それを察して木刀を振るのだが、当初はまず最初の木刀の振りに合わせて（同時に）、背後の人は木刀を振ることができない。

何十回、何百回と同じ稽古をしたが、臍下丹田に〝気〟が静まっていれば、察することができ、やっているうちに同時に木刀が振りおろせるようになる。〝合気〟である。

無論、この稽古は一方で、二人の呼吸を〝気〟が包みこむことにより、互いの気持ちが通じ合うようにならなければ上手くいかない。気心が知れることが大切だ。

以心伝心というが、まさにそれであろう。

背中合わせで木刀を振るとき、片方の人に負けまい、出し抜いてやろうなどと考えていると、その振りおろしにはマイナスの気が働き、決して呼吸は読めない。

面白いもので、相手を尊重する気持ち、〝合気〟を念想して行うと、この背中合わせの振りおろしは、きれいに一体化する。掛け声もかけず、一方が〝先〟をいかなくとも、やがて二人同時に振りおろせるようになる。筆者はこれこそが、〝気〟の醍醐味をもっとも雄弁に語ってくれるもののように思われた。

弓道もそうである、とタイ捨流の師・山北竹任《やまきたたけとう》先生から聞いたことがある。臍下丹田に〝気〟が静まっていると、遠くかすかに見える的の中心が、射抜けるのだという。

武道のみならず、日本伝統の芸事には、すべて共通している奥儀のように思われる。

〝曲がらない腕〟

タイ捨流剣法を学びに、熊本県人吉市の山北先生のもとに二十代、三十代と通っていた筆者は、人吉市で合気道を教えておられた佃恭助先生にもついて、人吉滞在中は合気道の稽古にも参加させていただいた。

そこで〝曲がらない手〟、〝折れない腕〟を教えてもらった。

同様のことは、和歌山で合気道の指導をいただいた高岡貞雄先生からも親しく学んだ。

「合気道は〝気〟が出ているかどうか、これが一番大切だ」

と両先生はいわれ、左右どちらの腕でもいいから肩の高さに出してみなさい、といわれた。読者もやってみるといい、腕はどのようにつき出してもいいが、〝気〟を実感するのは曲がる方を上にした方がいいように思う。

まずは、そのまっすぐな腕に力を込めて、曲がらないように努力する。これは腕力そのものを確認するためだ。

そのまっすぐな腕を、別な人に両手で、曲げてもらうように力を込めてもらう。

この場合、曲がるか曲がらないかはあまり意味がない。どこに、どういう力が入っているか、曲げられまいと力む本人が自覚できれば、それでいい。

さて、次が〝気〟の出ている腕——〝曲がらない腕〟である。

これ以上、力を抜いてしまうと、肩の線——水平に出している腕の高さが維持できない、と思うほど力を抜く。腕力など、どこにも入っていないはずだ。

その腕の先、水平の先にある人指し指を、力を入れないで軽く立てる。これは想念しやすくするためで、〝気〟が普通に使えるようにすれば、あえて指を立てる必要もない。

最初は指を立てて、その指先から水が噴き出していると念想する。それも指先＝蛇口から凄まじいスピードで、大量にまっすぐ水が水平に飛んでいると想像する。銃弾を水平に撃ったと想像してもよい。〝気〟は念力（一心に思い込んだ心の力）、暗示を必要とすることは、すでに述べた。

腕は力を抜いたまま、このとき重要なのは臍下丹田に気が静まっているかどうか、である。

片方の手をそっと、臍下丹田にあててみるのもいい。

突き出した腕を、別な人が先ほどと同じように、曲がる方向へ曲げようとしても、腕は決して曲がらない（多少曲がったとしても、その腕に力は入っていないはずである）。

それでも〝曲がる腕〟

筆者がこれまで、二人一組でやってもらったかぎりでは、男性ならば十人中、八、九人はすぐにできるようになった。しかし女性は、五人に一人ぐらいしかできない。なぜ、腕は曲がってしまうのか。女性は気が弱いからか？　とんでもない。そうではなくて、〝気〟を流したつもりで、〝気〟が滞っている場合が大半であったからだ。

指先から水が出て、部屋の壁をぶち破って水平にまっすぐ――といっても、女性の多くは自己暗示力が弱いのか、集中することに向かないのか、〝気〟が指先に留まったままで、

“曲がらない腕”のやり方

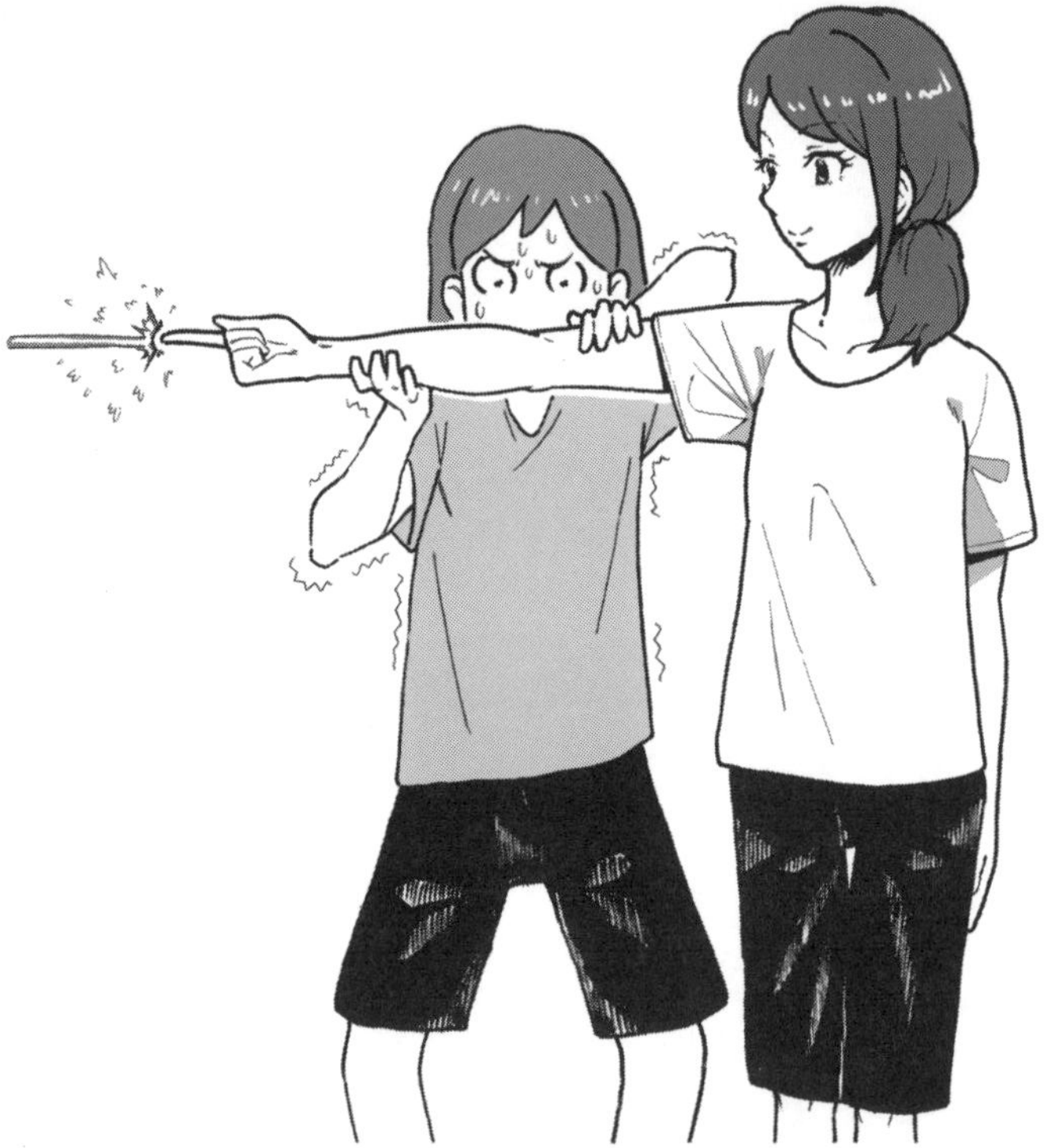

①これ以上、力を抜くと、肩の線に沿って水平に出している腕が維持できない、というところまで力を抜く。

②指先から水が凄まじいスピードで、水平に飛んでいると、想像する。

③もう一人が腕を曲げようと力を込めても、腕は曲がらない！

力（腕力）を加えると、かんたんに腕は曲がる方向へ曲がってしまう。

蛇足ながら、女性は男性に比べて、他者から掛けられる暗示、「催眠」に陥りやすい。淀殿もかかったヒステリーを他者による暗示の一つと考えてみると、女性が圧倒的に多いのも納得がいくのだが……。

男性でも思い込みの力＝想念、念力が弱いと、うまく〝気〟が流れずに、多くの女性同様に、腕は曲がってしまう。

想像の仕方は自由で、臍下丹田に静かに〝気〟が存在していることだけを念じても、丹田から指先へとほとばしる水を想像してもらっても、曲がらない人は曲がらない。

面白いもので、日頃から思考が分散しやすい人（気が散りやすい人）、マイナス思考にとらわれがちな人、集中力が散漫な人、心身が疲れている人は、できない場合が多い。

しかし、この〝曲がらない腕〟は、まったく力を必要としないので、二人一組でくり返しこころみれば――無論、一人でも練習できるが――、誰でもついにはできるようになる。

〝気〟は決して特殊なものではなく、誰もが本来、持っているものなのだから。

女性の〝気〟は向上している

余談ながら、「平成」に入る頃から気がついていたのだが、「五人に一人ぐらい」といっていた女性の〝曲がらない腕〟が、増加傾向に転じている。

女性が男性化してきたのか、逆に男性が女性化してきたのか。女性の、かつては男性の職場といわれた仕事への進出にも、あるいは関係があるのかもしれない。

「昭和」の、日本人の多くが中流意識を持った社会＝「一億総中流化」が達成されたのが昭和五十年（一九七五）頃であったろうか。

しかし、女性の四年制大学への進学率は、10パーセントを少し超えた程度であり、短大への進学率が20パーセント強、専門学校などの専修学校は、昭和五十年の教育基本法改正によって、翌年にその制度が施行されたばかりであった。

女性が高校や短大を卒業して就職しても、いわばそれは結婚までの腰かけとみなされ、寿退社《ことぶきたいしゃ》して、家事と育児を担当するのが女性＝妻・母の役割で、彼女たちはパートタイムで働きに出て、家計を助けるというのが、一般的であった。

つまり、非正規雇用者の大半は既婚女性であったともいえる。

ところが、「平成」に入ると女性は変わった。一気に社会進出に打って出始めたのである。昭和五十五年頃には、その萌芽はすでにあったのだが、「平成」に入ると女性は男性と伍《ご》して一流大学に入り、男性と共に総合職につくようになった。クルマを乗り回し、スポーツジムにも通いはじめた。

テレビの刑事ものも、女性を主人公とするものが一気に増えた。

それまで男性がやって当然と思われてきたことを、女性が堂々とやり始めたのもこの頃——わかりやすいのが、女性の職種の変化であろう。

「一般事務」「販売」「福祉関係」など「昭和」からある従来の女性専門の職種に加え、「医師」（かつての五倍）や「技術者」（かつての十倍）など、それまで女性がほとんどついていなかった職業——「公認会計士」「税理士」「裁判官」「検察官」「弁護士」「自衛官」「警備員」「消防士」といった、男性が占めていた分野へ女性が参入するようになった。

筆者は昭和五十五年に成立、翌年に施行された「男女雇用機会均等法」が、すべての始まりであり、その後の日本を決したように考えてきた。

今では女性の大学進学率は47パーセントで、男性の51パーセントとさほど差がなくなった。一方、平成二十八年度の、女性の専修学校進学率は25・8パーセントで、男性の18・9パーセントを上回っている。それに比して、短大進学率は9パーセントまで減少した。

「男女雇用機会均等法」ができる以前、女性は四年制大学に入っても、多くは文科系を選んだ。理科系が好きでも就職先がなく、お嫁さんに行きにくい、と敬遠されたものだ。

それが「平成」に入ると、「法学部」「経済学部」「社会学部」、理科系にも大いに女性は進出し、医学部などは男子を凌駕する勢いを示している。

こうしたことも、筆者は女性の〝気〟が強くなったこと、〝曲がらない腕〟が増えてきたことと、無縁ではないと考えている。

蛇足の蛇足ながら、「昭和」の高度経済成長期に、肘を直角に曲げて、力コブを見せるように、私の腕を肘の下から押し上げてみなさい、とやる気の専門家がいた。力を入れた肘は上がるが、脱力した肘は上がらない、という説明がなされていた。

あるいは脇の下へ手を入れて、私を持ち上げてごらんなさい、というのも。高名な人の門下生が、私の前で実演してみせたが、前者は使う筋肉の違いによって、後者は物理学上のトリックから、簡単にウソがばれた。脇の下へ手を入れて、といったその門下生は、筆者の知人で漫画家の土光てつみ氏によって、軽々と持ち上げられてしまった。氏は細身だが、腕力は抜群で、気のトリックが通用しなかったようだ。

〝気〟はそれほど無理をして、表明する必要のないものだと、筆者は思う。

第三章　「気」の多様性

理由のない不安に出会ったら、星座を見上げる

ときおり、漠然とした不安に襲われることがある、とわが身を心配する人に出会う。すでにみたように、人は独りではない。家族を含めた、多くの人々とのつながりを持っている。そのことを忘れて、漠然とした不安から逃れるために、意識して無理やり意思・情報の伝達の輪《コミュニケーション》に入ろうとするのは、いかがなものであろうか。

それは前述の「執着」や協調意識に似て、心身に力《りき》みが生じ、一時的にその人の〝気〟は予想以上にまぎれても、いつ襲ってくるかもしれない不安からは逃れることができず、少し間合いをあけて、再び具体性を持たない不安は忍び寄ってくる。

――では、どうすればよいのか。

新型コロナウイルスの蔓延《まんえん》する中、自粛を強《し》いられた方の中にも、処方箋を〝発見〟された方は多いようだが、立ち止まって、普段なら見向きもしない身近な草花や鳥、近所の公園の中にある小さな自然に目をやることで、気持ちは予想以上に落ち着き、心は思った以上に充実し、心のバッテリーの充電が可能となる。

自分は重症だ、と思われる方は、できるだけ大きな自然の中に自らを浸して、同化《どうか》し、一体化するのがよい。自然に心癒されるというが、これは本当だ。

空気の清らかな自然――山や森林、海、湖――何処でもいい。自然に浸りながら、朝日や夕日をみて、夜は月や星を見上げる。その自然を自らの目に焼き付け、心に深くとどめることができれば、その分、漠然とした不安は消える。

新緑や紅葉は実際、心身に多大な効用をもっている。神社の参道を歩いてみるのもいい。玉砂利を踏んで歩くとき、聞こえてくる石の音。そこが海ならば、打ちよせる波、谷ならば滝に落ちる水の音であっても、人は癒されて〝気〟の充実をはかることができる。

気があがったならば、自然の中でひととき、日常から切りはなした自分をそこに置いてみるといい。山川草木《さんせんそうぼく》――われわれは、すべての自然、それこそ合気道の開祖・植芝盛平もいったように、宇宙ともつながっていることを実感するはずだ。

――そして、漠然とした不安は、いつしか解消しているに違いない。

星座こそ、〝気〟の未来型

ところで、星座のことを英語では「コンステレーション」(constellation) というと、中学生のときに学んだ。大自然の中で夜空を見上げると、それこそ都会と異なり、無数に近い大小さまざまな星がきらめいている。

考えてみれば、もともとそうした星々は、他の星と何ら関連性などは持っておらず、それぞれが一つの星として存在していた。

にもかかわらず人間の面白味は、全く関連性のない幾つもの星を、地上から見上げて、勝手につないで、おひつじ座、おうし座、ふたご座、かに座、さそり座というように、幾つもの星の配置を創り、別々の意味を持たせ、形を想像し、ついには各々の物語を創造して星座を創作した。

筆者は常々思っているのだが、〝気〟が充実して、体内から体外へ流れたならば、この星座創作のような奇跡が起こるのではないか、と。

つまり、一見して無関係にしか思えない無数の出会いや日々の出来事が、〝気〟の力でつながり、そこに星座を創り出したような意志が働いて、具体的なビジョン、物語が生まれ、その結果としてその人を主人公とした、人生の成功物語をつむぎ出すことができるのではないか、というわけである。

逆説的にいえば、人生の成功者、幸運な人というのは、〝気〟に導かれて、それを具体的につなぐことのできた強運の持ち主をいうのではないか。武道の世界に達人・名人がいるならば、人生の名人・達人もいるに違いない。

〝気〟にはそうした可能性、未来への無限に近い思いも秘められている。

メスメルの奇跡?!

――星座で、一人の医学博士の論文を思い出した。

オーストリアのメスメル（一七三四〜一八一五）が一七六六年に博士号をとった、「人体に及ぼす惑星の影響について」である。この中で彼は、

「人間の精神的、肉体的状態を支配しているのは月や惑星などの天体である」

と述べていた。

「磁石は星が分裂した隕石の破片で、星と同じ力を持っている」とも。

メスメルは磁石を使って腹痛を治療した牧師の奇跡（当時は心霊術とか、「降霊術」と呼ばれていた）を聞き、自分でもやれるのではないか、とヒステリーの病《やまい》に悩されている、ある女性に磁石を使っての治療を試みた。そして、磁石がヒステリーの病を吸い取る神秘を確信する。

彼の名声は上がり、患者が殺到した。

ところがある日、メスメルは肝心の磁石を忘れて、患者を治すことになる。

患者を落胆させてはまずい、と彼はさも磁石を持っているかのように見せかけて、いつも通りの儀式《セレモニー》を挙行した。するとどうであろう、磁石がないにもかかわらず、その患者は治ってしまったというのだ。これは明らかに、第二章でみた「鰯《いわし》の頭も信心から」、偽薬《プラシーボ》の効用と同じ効果であったろうが、メスメルは自らが実は超能力を備えているのだ、と考えた。

星と同じ力を持つ磁気が、自分の体内には蓄積されていて、全宇宙を満たしている特異な生命エネルギー「動物磁気」（メスメルによれば、動物磁気は人体のみならず宇宙全体に満ちているガスの一種）が、自らの指先から放出され、患者の「生体液」（ヴァイタル・フリュイド）に影響を及ぼし、病を治せるのだと考えた。メスメリズムともいう。

東洋の気功ともよく似ていた。現に、彼が杖を手に患者と接すると、その相手は痙攣《けいれん》を起こし、ときに絶叫したり失神して、ヒステリーに似た発作を引き起こし、そのあと意識が戻ると、病《やまい》が治っていたというのだ。マリー・アントワネット（フランス国王・ルイ十六世の后）も絶賛したというが、夫のルイ十六世は「動物磁気」と「生体液」なるものが存在するのかどうか、特別委員会を設置して、調査させた。

結果、「メスメルの公開治療であらわれた錯乱状態は、接触、かきたてられた興奮状態での想像と模倣行為によって生まれたものである」と結論づけられる。

つまり、患者自らが暗示をかけたことによる成果であったというわけだ。

それでも治る人は治ったというのだから、信じ切る心の強さ、暗示は不安対処に参考となるに違いない。ちなみにメスメルは、パリから追放となり、各地を転々としたすえ、ドイツのメールスブルクでひっそりと亡くなったが、一方で彼は〝催眠療法の父〟とも呼ばれることになった。

新型コロナウイルスが突きつけたもの

――いま一つ、不安について。

人は誰もが、いつかは死ぬことを知っている。

しかし、自殺を別にすると、何時、何処で、どのような形で死ぬのかは予想できない。

そこに何ともいえぬ、〝恐れ〟と〝不安〟が生じる。

かりに、死そのものを受け入れる覚悟、悟りができていたとしても、どのように具体的にやってくるのかが定かではないため、人は死を恐れるし、大いなる不安を抱く――。

その対処法としては、普段はできるだけ死を遠ざけて、忘れたようなふりを決め込む。

ところが、今回の新型コロナウイルスの大流行のように、〝死〟が向こうから近づいて来て、連日、その恐怖と不安をマスコミにかきたてられると、もうどうしていいかわからなくなる人が少なくない。

この思いは、大震災に遭遇したときも、大病を患ったときも同じであろう。

新型コロナウイルスは、統計的にみれば日本の場合、それほど恐れるほどのものではなかった。感染確率も0・05％にとどかず、致死率にいたっては問題外といってよい。インフルエンザによる直接、間接の感染者数、死者の数の方がはるかに多かった。

なのに、人々が追いつめられたのはなぜか。今回の新型コロナウイルスは、その病状がわかりにくい点に、やっかいさがあった。

朝には元気であった人が、夜には重篤化する。肺炎を中心に、多くの臓器に症状が、それこそふいに出るという。血管の中で血栓《けっせん》（血のかたまり）ができるらしい。そうなれば、血は通わなくなってしまう。

しかもそれを引き起こすのが、「サイトカインストーム」（免疫システムが過剰反応し、免疫細胞のあいだで情報伝達を担うタンパク質＝サイトカインのうち、炎症性のあるものが血中に大量に分泌された状態）と呼ばれる、過剰免疫（アレルギーなどの、免疫機能の過剰反応）となるのだそうだ。

このまったくの未知なるウイルスと遭遇したとき、人々は冷静に、コロナを統計上の数字では考えなくなった。「かかる」か「かからない」か、「生き残れる」か「死ぬ」か――つまり、丁半博奕《ちょうはんばくち》の如くに、二者択一で眺めたことになる。

しかもコロナは、目をいくら凝らしても肉眼では見えない。何処に潜んでいるのかも不明だ。〝恐れ〟と〝不安〟が、日本人のみならず世界中の人々を包んでしまった。

「ダモクレスの剣」が問う死生観

けれども、改めて客観的に考えてみれば、もともとわれわれの日常生活は、「生」か「死」の二者択一の状況にさらされてきた。巨大地震のみならず交通事故、心臓発作にみまわれることも、事前予測はほとんどできない。かつては天災、旱害《かんがい》、コレラやペスト、天然痘、結核、腸チフスなども同様であった。

これらを古代ギリシャでは、その植民地であったシラクサ（現・イタリア共和国シラクサ市）の支配者ディオニュシオス二世が、廷臣ダモクレスに対し、頭上に剣をつるして、常に危険が存在することを知らしめた故事にちなみ、

「ダモクレスの剣」

と呼んだ。

いつ頭上から落下してくるかもしれない剣が、われわれの頭の上にはぶら下がっているという。しかし人々は、この不条理な死を意識しない。

意識しては、生きていけないからだ。

それでいてコロナは、「ダモクレスの剣」を突きつけてくる。今、われわれはコロナ禍を受けて、死生観（死ぬことと生きること）そのものを問われているのかもしれない。

かつて疫病に無防備であったわれわれの先祖は、その原因を怨みを残して死んだ人の怨霊、あるいは祟《たた》りと考えた。

近代医学を知らなかった時代、人々は自然や〝天〟に頭《こうべ》を垂れ、神仏を祀《まつ》り、縋《すが》り、鎮魂の祭りを執り行っては、理不尽な現実から逃れるべく、一心不乱に祈りつづけた。そして、この不条理（筋道が通らないこと）を、「無常」（人生のはかなさ）ととらえた。

ゆく河の流れは絶えずして、しかももとの水にあらず。淀《よど》みに浮かぶうたかたは、かつ消えかつ結びて、久しくとどまりたるためしなし。世の中にある人とすみかと、また

かくのごとし。（鴨長明著『方丈記』序）

とうてい納得できない疫病による死を、人々は懸命に無常観で受けとめ、世の中を「諸行無常の響き」として、堪えしようとした。

自ら生きるとは〝気〟を出すこと

しかし人々は、死を常に想起することによって生じる畏怖を、決して忘れなかった。なぜならば、この恐れこそが人間が生きていくうえで、必要不可欠な心構えであったからだ。野生の中にいる恐怖が、人間に知恵を授けた。生き残りたい、との思いが武術・武道を生み出し、技法を洗練させたのである。

ペストが大流行して、人口の三分の一を失った中世ヨーロッパでは、「メメント・モリ」（死を想《おも》え）と戒めた。

死に対する恐れを受けとめるからこそ、人間は克服する方法を発見し、生きのびて来たともいえる。恐怖がなければ、危機という隠れている危うさが顕《あら》わになっても、どう対処していいのかわかるまい。恐怖は生き残るための、本能といってよい。

ところが、本来は自ら〝気〟を通して、畏怖の念を正面から受けとめ、怖《おそ》れ、畏《おそ》れ（うやまう、おののく）、そして克服すべき人間の生き方が、いつの間にか自ら対処することをせずに、いわば恐怖に対する不安を、国家に丸投げしたあげく、ただ一方的に助けを求めるだけ――早く「緊急事態宣言」を出すようにとせっついて、いわばわが身を守ってくれ、と泣きつくありさまとなってしまった。

国民主権の国家において、憲法を超える主権の発動など、そもそもあり得ない。

にもかかわらず人々は、自らの果すべきこと――自分の身は自分で守ることをせずに、一方的に強力な権力を発動してくれ、と異常興奮《ヒステリー》を引き起こし、叫ぶありさまとなっている。

いわく、国家はわれわれ国民の生命《いのち》、財産を守る義務がある。自分たちには守ってもらう権利がある、と一方的な被害者として、叫びまわっているように聞こえる。

高齢者、幼い子供、生活に困窮している人々はいいとして、普通に暮らしている人々はどうであろうか。本末転倒ではあるまいか。

中国の古典『菜根譚《さいこんたん》』（明の洪自誠《こうじせい》著）に、

「自家無尽蔵《じかむじんぞう》を抛却《ほうきゃく》して、門に沿い鉢を持《じ》して貧児に効《なら》う」

という戒めがある。

せっかく天地より無限の可能性、力を与えられていながら、それを忘れて人の門前に立ち、乞食《こつじき》の真似事をするのは、残念なことではないか、との意となる。

自らの生命《いのち》は、自らで守る——あたり前の自立の基本が、今の日本人の大半にはない。

自らの心に〝気〟を通して、充実した日々を送りながら、いつか来る自らの死に諦念《ていねん》（道理をさとる心を持ったうえでの諦《あきら》め）をしっかり抱くことこそが、人間百年時代を生きる現代人の秘訣、極意ではあるまいか。

〝気〟が通《かよ》うから健康でいられる

これは決して、他人事《ひとごと》ではない。常に気を出す、通すことの大切さ、逆にいえば気を滞らせることの恐ろしさを、筆者自身も体験した。

四十代半ば、仕事が忙しくなり、以来、体を動かすことをつい、怠ってしまった。

それも、「しまった」と気づくまでに、十五年余を有するありさま、為体《ていたらく》であった。

日々の仕事や生活にかまけていると、別途、体を動かさねばならないことへの言い訳、口実には困らないものだ。行動範囲が狭まり、視野そのものが矮小化《わいしょうか》して、心身の調子が悪くなっているのも気づかない。わが身を顧みること自体を忘れ、時間に追われて、ある日、突然に竹篦返《しっぺいがえ》しをされたように、愕然《がくぜん》と思い知らされたのである。

――気力が、まったく湧いてこない、ということを。

やるべき仕事が目前にあるのに、心身が動かない。

女性にいう更年期障害のようなものか、とも思ったのだが、そのうち立ちくらみをするようになり、ほんの少し早足で歩いただけで、動悸《どうき》、息切れをするようになった。

一方、デスクワークの多い生活の中で、いつしか腕が肩より上にあがらなくなってしまう。慌てて、近所のスポーツジムのパーソナル・トレーナーに教えを乞いに行った。

デスクワークの場合、上半身の前方は日々、使っているので普通に動くものだが、後方、とくに肩甲骨《けんこうこつ》（両肩の後ろにあって、腕と胴体とを結合する、平たい三角形の骨）は、ほとんど動いておらず、尻が固くなり腰から肩へと硬くなり、肩も腰も尻も、まったく錆びついたように動かなくなっているという。

一週間に一度、時間のつくれるときは二度、年齢半分以下のパーソナル・トレーナーについて一時間、ストレッチを中心に、体の動かし方を学ぶようになった。

まさに、六十の手習いである。

十五年余――体を動かすことを怠ったとはいえ、それでも時おり、木刀を素振りしたり、古流剣術の形《かた》を演じてみたりすることはあったが、短い時間、独りで適当にやっているので、退化のほどがわからなかったようだ。

本人なりに、出来ているような心づもりでいたのだから、恥ずかしいかぎりである。

復帰、再起を阻むもの

実際は十五年の間、心身の状態は悪くなる一方であったのだ。

かけ足で階段が昇り降りできない。青信号の横断歩道に向かって走れない。わずかに重い程度の手さげが持てない。

さすがに、これは大変なことになっている、と愕然として思いいたったのが、学生時代、それこそ朝から晩まで連日やっていた、合気道の稽古にまったく行かなくなっていたことであった。

年齢と共に、仕事にかまけて稽古に行く回数が減り、途中、稽古に行かねば、とは思い返したものの、気力・体力の衰えが気になって、実質、稽古に行っても、熱中する時間は減り、情けない、といつしか道場から遠ざかり、気がつけば十五年余――まったく稽古をしていないことに気がついた。

これはいかなるスポーツ、習い事にもいえることだが、ブランクが長いほど、再びその世界に戻ることは難しい。

少年剣道をやっていた小学生のとき、「一日サボれば、取り返すのに三日はかかる。だからサボるな」とよくいわれた。この論法でいけば、十五年サボれば、取り返すのに四十五年かかることになる。これでは、復帰は絶望的だ。

筆者が再び学んだ世界に戻るのが難しいというのは、右の三倍論法とは別に理由があった。昔の記憶が、〝再び〟を邪魔するのである。

「昔はできたのに——」

と思うだけで気力が萎《な》え、敗残者のような思いに苛《さいな》まれる。

結果、「もう歳《とし》だから——」と現実から目を背《そむ》けて、逃げることになる。

ここで〝気〟を出して踏みとどまり、これまでにやったことのない、似た世界に、類似したスポーツや習い事に挑戦するのもいい。現代剣道をやっていた人が居合《いあい》へ、あるいは弓道などを始める例はいくらでもある。

が、あえて元の世界に復帰すると、これはこれで、今まで考えたこともなかった新しい世界が開けてくるのだが、多くの人はそれを知らない。知る門前で、踵《きびす》を返してしまう。

師を選ぶ重要性

少し横道にそれるようだが、武道であれスポーツであれ、華道・茶道・香道など、いかなる習い事においてもそうだが、独学＝我流はあまりお薦めできない。

ときおり、いくつもの武道・武術流派をつまみ食いするように、技法を中心に習得して、自分流にアレンジして一派を成す人をみかける。独立すること自体は問題ない。気持ちもわかる。

武道の場合、「剣客商売」という言葉があるように、一人一派――より現実的にいえば、免許を発行する権利を持つのは宗家《そうけ》（家元《いえもと》）であり、これが昇段のライセンス発行権＝方便《たつき》（生活の糧《かて》）となる。

いかに実力があっても、高弟、師範代は弟子であるかぎりは経営者《トップ》とはいえない。

東軍流にはかつて、奥村無我《おくむらむが》の奥村東軍流のような分派を始め、衣斐丹石入道宗誉《いびたんせきにゅうどうそうよ》の丹石流、蒔田喜右衛門《まきたきえもん》の一哲《いってつ》流、伊沢源太左衛門《いざわげんたざえもん》の伊沢流などの別派があったが、これは東軍流を基本に、自らの創意工夫をしたことから、独立して別の流派名を名乗ったことによる（流派によっては異説もあるが）。

と同時に、独立独歩で直弟子《じきでし》を持つことになる。ここに経営が成り立つ。

独立してこそ、武術家・武道家は一人前との考え方は江戸時代、一般的であった。

また剣客の場合、敗れて師に迷惑をかけてはならぬ、自らが修めた流名にキズをつけてはいかん、と独立流派名を名乗る意味合いもあった。

なかには出身の家、一族に自らが敗れたことで、家名を汚《けが》すことになる、と恐れて、姓字を変えた例も珍しくなかった。

富田流の富田《とだ》勢源《せいげん》のもとで川崎鑰之助《かわさきかぎのすけ》（東軍流開祖）と共に学んだ鐘捲自斎《かねまきじざい》（鐘捲流開祖で、巖流《がんりゅう》＝佐々木小次郎の師）の本姓は、「印牧《かねまき》」であった。彼は宗家と実家への配慮から、姓を変えたのである。

したがって、独立して自らの流儀・流派を名乗ることは別段、問題はないが、〝師〟を重要に考えないと、己れの精神が鍛えられず、技はできても人間として一流の人物になれない、二流の武辺者を生み出す危険性があった。

習い事の世界で、師ほど得難く（手に入れること、経験することが難しく貴重で）、難しいものはないのだが、それがなかなかわからない。

「なぜ、あの先生について武道を始めたのですか」

と問いかけても、空手でも少林寺拳法でも合気道でもよかったのだけれど、道場がたまたま家の近く(職場からの帰り道)にあったから、という人が実に多い。

技を覚えて、使えるようになると、そこではじめて自分の先生がどれほどの人かを知ることになる。江戸時代は、「三年かかっても良師を探せ」といったものだが、今はとりあえず始めて、その先生が気に入らなければ他に行く、というのが一般的なようだ。

とりわけ武道の世界には、大酒飲みで「昭和」のスタイルを堅持して、根性論を説く、熱血漢の先生がいまだに多い。

なかには宗家やそれに類した名称をもちいながら、自らが工夫した技法を、皆目、門人に稽古で示さない人がいる。定期的に道場に立たないで、どうして自らの人間性を伝えることができるのだろうか。

心から尊敬できる〝師〟を持つことは、それこそ人生に迷いが生じたとき、真価を発揮する。「ラポール」も期待できるし、何をどのように学んだのかを思い出すだけで、〝気〟は心に点じられる。

独学独習の落とし穴

独学＝我流をお薦めしないのには、精神面での〝師〟が得られない、ということだけではなかった。

これは独学独習のできない者の、すなわち筆者の言い訳と思われるかもしれないが、我流はマイペースでやれるため、一見、楽なようにみえる。が、そこに落とし穴があった。

一番わかりやすいのが、ランニングかもしれない。走るだけだ、と考えて、若い人の中には自分のリズム、走法で、自分の決めたルールで走っている人が多いようだが、マラソンシューズの選び方から、手のふり方、足の着地法など、ランニングには細々《こまごま》とした注意点が数多くあるのだが、これを適当に解釈して、ただ走ればいいとやっていると、ある日突然、腰や肘《ひじ》を痛めることになる。筆者の周囲にも、この種の被害者は少なくない。

筆者もスポーツジムへ入会し、一通りの機械の扱い、説明だけを聞いて、適当にやり、成果がでないとサボり、あとでパーソナル・トレーナーについてやり直したおり、今までのやり方がいかに体に悪いことをしていたか、を知って真っ青になったことがある。

また、芸事というのは、武術・武道も含めて、我流で突き進んで行くと、「はて」と止まったとき、一時的な不振《スランプ》になったとき、脱出方法がなかなか見つけられない。

習い事というのは何であれ、歴史的に教える手順、方法論をきちんと持っているものだ。加えて、筆者のようなずぼらな性格は、かたわらで指導してくれる（見張ってくれる）人がいないと、何事も長つづきがしない。これも事実だ。小学六年生までしかやらなかった（やれなかった）ピアノであれ、それ以前にギブアップした絵画、習字、そろばん。昔、母にいわれたものだ。習い事は、学びに行くことに意義がある、と。家で自儘《じまま》にやるのとは異なり、決められた時間、定められた場所に行かなければならない。

しかも、具体的な課題（どこまで出来て、どこから出来ていないのか）を持っていくことになる。このある種の強制力が働くからつづけられるのだ、という道理は理解できていたのだが、さてこのコロナ禍の中、多くの習い事はオンラインで受講するようになったが、筆者は大半が長つづきしないだろうと予測している。

昔、通信教育で合気道を教えるというのがあったが、さて、今もつづいているのだろうか。

六十の手習いで、筆者は合気道の本部道場に通いはじめたが、自身、どうなるものか、と不安に思ったものだ。

昔は昔、今は今

筆者の合気道の師・植芝守央《うえしばもりてる》道主も、先代道主・植芝吉祥丸《きっしょうまる》先生以来の、同世代の師範の先生方も、内心、稽古を再開したのはいいが、さて、どれだけつづくか、と思っていたのではあるまいか。

ところが、以来、週一回の個人稽古ながら、コロナ禍の中でも体温を計りながら、マスクをつけたまま、一時間（休息も含めて）の稽古は、どうにかつづいている。

つづいているのは、年齢が半分ほどの里舘潤《さとだてじゅん》指導員の気配りが大きいが、半面、意地や面子《メンツ》といったものが理由ではない。新しい発見そのものに、継続の秘訣があった。

十代、二十代の頃は、とにかく強くなりたい、無限に近いバリエーションをもつ合気道の技法を、一つでも多く覚えて使えるようになりたい、と懸命に稽古をした。

時間をみつけては稽古に熱中し、道場をかけ持ちして、世の多くの武道修行者がそうであるように、一時は自分は強い、とうぬぼれたこともあった。

巷《ちまた》で喧嘩に巻き込まれても、なんとかなると思っていた。無論、世の中にはプロボクシングのチャンピオンやプロレスラー、大相撲の力士といった、素人の近づけないプロの強い人々はたくさんいる。が、彼らは決して、町なかで喧嘩をしたりはしない。

武道の世界でも、若い修行時代ならまだしも、著名な師範が繁華街で喧嘩をした、などという話は聞いたことがない。

可能性があるのは、現役をしりぞいたか、ちょぼちょぼの若手現役――ならば、稽古の量でこちらが勝《まさ》っていれば、スタミナで勝てる、と若い頃は算盤《そろばん》を弾いていた。

ところが現在は、打って変わって、錆びついた心身をなんとか少しでも動かしたい、と日々、〝気〟を出し、〝気〟を流したい、と稽古をしている。

昔風にいう〝いざ鎌倉〟――無論、「君子は危うきに近寄らず」を実践してなお、非日常的な現場（たとえば、巷で暴力事件）に遭遇するようなことになった場合、内心、「せめて十五秒、体が自在に動いてくれたら」と念じて、稽古をしている。

合気道は一対多数でも応じられる技法を持っているから、瞬刻《しゅんこく》、動ける身体能力があれば、目前の危機をどうにか脱して、その場から離れることもできるだろう、と思い描いている。

武道は格闘技とは違う。ルールなしの、現代でいえば護身術だ、と筆者は考えてきた。

しかし、何もかもが昔とは違う。体の動きも悪ければ、スタミナがそもそもない。すぐに、息切れしてしまう。呼吸もなかなか整わない。勇気をふるって稽古を再開したものの、まず情けなさが心身を苛《さいな》んだ。つまり、〝気〟が滞った状態に陥ったのである。

再開すれば、新たな〝気〟が通う

このままでは、相手をしてくれる里舘指導員が、こちらをいかに労《いたわ》ってくれても、三日坊主で終わるところであった。

それを救ってくれたのが、指導員のやさしい人柄とノウハウ（相手の年齢に応じた指導方法）と、そして筆者の昔の記憶――追憶であった。

ただし、ここでいう昔の記憶は、無鉄砲で勇ましかったときのものではなく、ついぞ思い出すこともなかった入門時、白帯の頃のことであった。わが事ながら、不思議な感慨《かんがい》（心に感じ思うこと）であったといえる。

合気道の稽古を始めると、剣術の稽古では起きない筋肉痛や擦《す》り傷に悩まされた（とくに、受け身をとるための腰と、膝で歩く膝行《しっこう》による膝頭《ひざがしら》など）。

しばらくして、足の親指の、裏の皮がめくれて、進退動作をするごとに痛い思いをした。体《たい》の転換《てんかん》――片手を持たれたまま、体の向きを変える基本動作をやっていて、〝気〟の流れというものが、なんとなくわかったように思えたときのことなど。

十代、二十代の頃に比べれば、現在は稽古といえるほどの量をこなしていないのに、それでも体の節々《ふしぶし》が筋肉痛になる。

その痛みが妙なことに、ニガ笑いが湧くような嬉しさをともなうのである。

同じように体中が痛かった、入門初期の頃のことを思い出したあと、

「あれから四十年か――」

よくもここまで生き存《なが》えてこられたものだ、と身にしみて感じると、面白いもので、今の自分が急にいとおしくなる。六十からの稽古は、昔とはまったく別なものであった。

昔なら意識しなくても出ていた〝気〟を、稽古に通うことで改めて出し、流すことができるようになる。それを体感できるのだ。

〝気〟を出し、通すと、新たな〝気〟を発生させることにつながる。この新たな〝気〟がさらに通れば、心は自由自在に動き、考え方は積極的、肯定的《ポジティブ》となる。淀《よど》まず、アイディアや仕事上の工夫が流れるように出てくるのである。

多忙でスケジュールが過密になればなるほど、心身には疲労が蓄積する。

考え方は否定的《ネガティブ》、消極的《パッシブ》となってしまう。筆者は〝気〟が滞り、心身を損ないがちな現代人にこそ、こういう仕事を離れた別な空間、時間が必要だ、ということを述べたい。

やってみるとわかるが、気力を充実させるために費やした時間――筆者の場合は、合気道一回で往復含めて三時間半かかる――は仕事の能率アップ、次々と出てくるアイディアのおかげで、十二分にとり返しがきいた。否、お釣りがくるほどである。

なんでもよい、一度放り出したことに、改めて挑戦してみられてはいかがであろうか（これまで手を出せなかった、未知のものに挑むのも無論、ＯＫである）。

話して〝気づく〟こと

これも六十の手習いの余得なのだが、筆者はこの歳をとった自分を、いとおしく思う気持ち、なぜか晴れやかな思いを、周囲の人々に誰かれとなく話してきた。

満足に基本技一つできない今の自分のことを、聞いてもらうのだが、これは自虐《じぎゃく》（自分で自分をいじめる）趣味とは違い、他者に話をすることによっても、新たな〝気〟が発生するのだ。〝気〟を通せば、また新たな〝気〟が入ってくるのと同じで、話していると、

（なるほど、自分はこういいたかったのか）

と、自分自身への発見が生まれてくる。

これは思いつきのアイディアや企画、新しいテーマについて語るときにもいえた。

他人《ひと》に話をするということは、〝気〟を出し、さらに新たな〝気〟を呼び込むことにつながる。そのおかげで、自分の考え＝本質に改めて気づき、それを有言の中でまとめることができる、という利点があった。これはいい。

ときおり、出版や講演、テレビ番組の企画のアイディアについて、

「そんな機密を人前で話すなんて――」

やめておけ、と忠告してくれる人がいるが、筆者はプランそのものが外部に漏れてマネをされることよりも、〝気〟を通すことで自分のプランをより進化した形、完璧なものにすることに興味がある。

だから誰かれなしに話をするし、相手に意見も求める。そのことによる結果――アイディアを盗まれる、企画がより鮮明になる、といったマイナスプラスは、運命にゆだねればいい。もっとも、筆者は常に、自分以上のものはできまい、との自負心はもってはいるが……。

絶望の中で開き直る?!

――すべての問題を、自分一人で抱え込むというのも、いかがであろうか。

孤独地獄の中で、誰にも相談せず（相談できず）、したがって苦悩も理解されない境遇というのは、〝気〟が滞る以外の何ものでもあるまい。

おそらく、絶望感だけが募ってくるのではあるまいか。

そうなれば、まだ打つべき手が残されているにもかかわらず、万策尽きた、と望みを捨てることになる。

前述したように、生命《いのち》の連鎖を考えれば、人間は例外なく一人ではないのだが、「もうだめだ」と思った瞬間、人は思考を停止して、考えること自体を放棄してしまう。

――「気絶」である。

では、このような場合、どうすればいいのか。

それでもなお、希望を持ちつづけることが大切なのだが、絶望の淵《ふち》にいる人にはこれができない。ならば、空っぽの〝気〟が充電されるまで、絶望の中で開き直ること、大の字になって眠る以外に対処法はない、と筆者は思う。

そのことを実践した歴史上の人物に、幕末・明治に活躍した〝三傑〟の一人・大久保利通《おおくぼとしみち》がいた。薩摩藩の下級武士に生まれた彼は、二十歳のときに人生最初にして最大の苦難に遭遇する。お家騒動（お由羅《ゆら》騒動）に、父が巻き込まれたのである。

ときの薩摩藩十代藩主（島津家二十七代）・島津斉興《なりおき》には、世子《せいし》で名君の呼び声高い斉《なり》彬《あきら》と、いまひとり側室お由羅の生んだ庶子・久光《ひさみつ》があった。

当然のことながら、次期藩主は斉彬に内定していたものの、藩内の大勢を占める保守派は、新奇なもの好きの斉彬をきらい、穏健な保守派の久光を改めて擁立しようと画策、藩国家が二つに割れてしまう。

現藩主斉興は、生粋《きっすい》の保守派である。性格的にみても、革新派の後継者たる斉彬には不安があったのだろう。できることなら同じ色彩の久光を、と考えても不思議はなかった。

藩主の意向を敏感に汲んだ藩庁では、機先を制して、斉彬を支持する革新派勢力を弾圧、死罪十三名を含む五十余名の処分を断行した。

大久保の降って湧いた不幸は、この処分者の中に、己れの父・次右衛門《じえもん》が含まれていたことからはじまった。連座を余儀なくされた父は、鬼界島《きかいじま》（現・喜界島）に流罪《るざい》となる。嘉永三年（一八五〇）のことであり、遠島《えんとう》は死罪に次ぐ重刑であった。

父の思いと逆境

――問題は、潔さを藩風とする薩摩藩であった。

この藩ではそれまでも、「遠島になるぐらいなら、男らしく切腹して死のう」と考え、実行した者が多く、このお由羅騒動のおりも、革新派のめぼしい者は、流罪の判決を受けながら、それに従わず自ら生命《いのち》を絶っていた。

見方をかえれば、薩摩藩の流罪は「自ら死ね」との謎《なぞ》かけとも受けとれる。唯々諾々《いいだくだく》と島へ流される者は、生命《いのち》ほしさの「未練者」として、同志からも反対派からも卑怯者《ひきょうもの》呼ばわりされるのが、この藩ならではの雰囲気であったといえる。

本来なら大久保の父も、腹を切るべきであった。が、次右衛門は思慮深く、

「いまわしが死ねば、事件の証言が後日できぬ」

あえて罵詈《ばり》雑言《ぞうごん》を浴びながら、流罪に服する道を選んだ。

しかしその代償として、薩摩藩内の社会的制裁が、次右衛門の留守宅へ向けられた。

父の流罪にともなって、大久保はそれまで勤めていた藩の記録所書役助《かきやくたすけ》（庶務課員のようなもの）を免ぜられ、謹慎《きんしん》しなければならなくなった。家には母と幼い妹三人が残されている。養育の責任は、失職した大久保の双肩《そうけん》にかかった。

一家はまたたく間に窮迫し、貧苦のどん底に追い込まれてしまう。『大久保利通伝』（勝田孫弥著）には、「——辛酸《しんさん》の境遇」とあった。

現存する大久保家の文書のうち、一番古いものは、このときに大久保の書いた二両の借用証文であるが、わずか二両——現在の貨幣価値にして約八万円——のお金に苦労している、年若い大久保の苦悩のさまがしのばれる。

ビジネスパーソンの啓発書などでは、よく想像を絶する逆境に出会ったときこそ、人間でも組織でも、もっとも力の伸びる機会だ、と述べている。

だが、人間は苦痛より安楽を選ぶもの。不遇をかこっているときに、歯を喰いしばって逆境を乗り越え、新天地を切り開くなどということは、傍観者を決めこむ第三者ならいざしらず、当事者にすれば現実問題として至難の業《わざ》である場合がほとんどであった。

本当の生きがいは〝苦〟の中に⁈

楽より苦を選ぶ人間は、普通いない。ところが皮肉なことに、人間の本当の生きがいというものは、楽の中では見つけにくく、苦あっての楽となるらしい。

自分の目標達成のために、あるいはまた、やむにやまれぬ苦境の中にあっても、人は精一杯に「緊張」して行動しなければならない、と心理学の定理などでは説く。

なぜならば、その結果、目標が達成されて苦境から脱出できたとき、人は一度に「緊張」から解放されるからだ。人間はこの瞬間にこそ、心理的にも肉体的にも、もっとも大きな解放感＝「快感」＝喜びを手に入れることができる。これこそが、〝生きがい〟であり、〝やりがい〟であるという。逆の場合はどうだろうか？

楽をしようと躍起《やっき》になっても、〝楽〟のなかには本当の喜びはないようだ。

また、苦しさから逃れようとすれば、いっそう苦しくなるのも、人間心理の矛盾《むじゅん》ではあるが、真実であるらしい。心の葛藤《かっとう》が広がるゆえに、苦しさが増幅するのである。

大久保は父の流罪にともなう苦境の中で、己れを取り巻く環境からは「しょせんは逃げきれない」と観念した。開き直った、といってもいい。これこそが絶望の中での〝気〟の充電である。が、この境地に辿りつくまでは、まさに地獄の日々であったろう。

昨日まで親しく出入りしていた人々は、まったくといっていいほど寄りつかなくなり、藩内では〝村八分〟のような白い目に晒《さら》され、親戚すら援助の手を差しのべてくれない。

幼い三人の妹は、ひもじさに身をちぢめ、留守をあずかる家長の大久保自身は、悔《くや》しさと情けなさと人間不信に眠れぬ夜がつづいたはずだ。

しかし、彼は眠らなければならなかった。眠らなければ、気力も体力もつづかない。逆上のあまり、人と諍《いさかい》（口論）となりかねないし、場合によれば衝動的に刀を抜き、自らの生命《いのち》を絶つかもしれなかった。野垂《のた》れ死ぬか、自殺するか、そのいずれをも避け、家族を守って生き抜くためには、大久保は大《だい》の字《じ》になり、明日を信じて眠るよりほかに手段《てだて》はなかったはずだ。

考えてみれば、これ以上の悲惨な状況はあるまい。人間不信の広がる中で、それでもなお、人間を信じることだけが、彼の生きる可能性を繋《つな》いでいたのだから。

この稀有《けう》の体験こそが大久保を、凡庸《ぼんよう》な薩摩藩士と一線を画させる原動力になった、と筆者は考えてきた。

生涯、愚痴を零《こぼ》さず

苦境に耐え抜いたとき、大久保は孤独の寂寥《せきりょう》の彼方《かなた》にある不思議な活力＝〝気〟を見出したはずだ。体内にあふれる、新たな勇気の源泉といってもよかったろう。

それはつまるところ、

「人間、やるだけやるしかないのだ」

という悟り以外の、何ものでもなかった。

彼の外見的に厳しい表情は別として、意外に明るい内面性＝楽天主義は、この体験から摑みとられたものであった、と筆者は考えている。矛盾をあるがままに認め、矛盾を否定するのではなく、ありのままの状態で統一しようと努力するところにこそ、価値はあった。それはそのまま、現実世界における成功の秘訣《ひけつ》にも繋がっていた。

どんなときにも、断じて自分で自分を滅ぼしてはならない。

物事を悲観せず、自暴自棄（やけくそ）にならず、投げやりにもならずに、物事に対処できる精神的な強さ、冷静さをもつこと——大久保は父の遠島、家族の貧困にあえぐ中で、その実践方法＝〝気〟の出し方、通し方を会得《えとく》した。以来、彼は孤独に徹するなかで、日常の小事を、わが味方として活かすことを心掛けるようになった。

「頼むはわれひとり——」

と悟り、自分を大切にし、自分を活かそうとする人に嘆《なげ》きや泣き言はない。

大久保は生涯、愚痴をいわなかった。愚痴はマイナスの〝気〟——理非の分別をもたず、非建設的で無益である。彼は愚痴るかわりに沈思黙考した。

「家族を守るためには実力を培《つちか》い、藩内でのし上がる以外にない」

栄達・出世を遂げるためには、機会をとらえてそれに乗るための洞察力、行動力を磨かねばならなかった。まさに、〝気〟の活用そのものであったといえる。

大久保が逆境のなかで自らの立場を悟り、この苦境から這い上がろうと、自らの気を発したとき、感知する如くに出会ったのが、西郷吉之助《さいごうきちのすけ》（のち隆盛）であった。

意外に、大久保利通より絶望の深かった西郷隆盛

人の生きていく道は、自然の四季と似ている。

春夏秋冬は多少の差はあっても、かならずめぐり来る――冬の次に春がくるように、いかに厳しい状況にあっても、必死に持ちこたえたならば、それこそいよいよ危ない、となったそのときが来れば、かならず助け舟を出してくれる人が現れるものだ。

――窮すれば、変ずるである。

それを待とうとしないのは、〝我〟（意地）であろう。自己都合の感情であり、〝気〟をめぐらせず、滞ったままにしていることが少なくない。

悲観せず、自暴自棄にならず、精神的な強靭《きょうじん》さを保った大久保を、近所の西郷吉之助は認め、握り飯を持参してくれた。

大久保はこの困難を打開するためにどうすればいいのか、〝気〟を通して考えつづけた。

臨機応変――やり方は手段であり、目的は苦境を脱しての新たな生活を目指すこと。

彼はのちに、西郷を首領《リーダー》とする若手集団「精忠組《せいちゅうぐみ》」を結成し、その勢力をもちいて藩政の頂《いただき》をめざして、ついには薩摩藩を動かす立場となった。そしてそのまま、明治維新を主導し、大久保はついには西郷と共に、〝元勲〟と仰がれるまでになる。

一度、追いつめられた大久保は、その奈落の底で摑んだ気力——常に次善の策を考える方法論で、明治維新の荒波をくぐり抜けたのであった。

「もう駄目だ」ではない、〝気〟を出してケ・セラ・セラで行くのが人生である。

大久保利通と対《つい》に語られる盟友の西郷隆盛は、〝英雄〟として幕末・明治の人物の中で群を抜いていたが、その彼も若いときは意外にも、精神力では大久保よりか弱く、切羽詰まって自死を決行したことすらあった。

第十四代将軍の継承問題、政争に、主君・島津斉彬の命《めい》を受けて活動した西郷は、この戦いに敗れ、主君に急死され、自らも幕府に追われ、いよいよ自らを追いつめて、月照《げっしょう》という僧とともに、錦江湾《きんこうわん》（鹿児島湾の別称）に飛び込んだ。まだ夜明け前である。

急ぎ船を停止し、暗い海面に浮かんでくる西郷を発見できなければ、彼は十中八九は助かることはなかったろう。三十二歳の西郷は海の底から一度水面に浮かび、運よくそこを発見され、助けられた（一緒に飛び込んだ四十六歳の月照は、水死している）。

「命もいらず、名もいらぬ」境地

息をふき返した西郷は、奄美大島の龍郷《たつごう》（現・鹿児島県大島郡龍郷町）へ送られる。藩によってその身を隠された西郷は、この地で生涯を終えるべく、あんご（島妻）の愛《あい》加那《かな》（二十三歳）を娶《めと》り、子をもうけて、ささやかな平穏を得た。

だが、ほどなく時勢が動き、藩からの召還命令で活動を再開させられた西郷だったが、主君島津斉彬に替わって藩権力を握った異母弟・島津久光を、ことあろうに「ジゴロ」（薩摩言葉で田舎者の意）と呼び、その怒りに触れて、徳之島《とくのしま》、ついで沖永良部島《おきのえらぶじま》への流罪となってしまう。

西郷は自らに迫る追罰――切腹と罪が妻子にも及ぶような――をひしひしと感じながら、沖永良部島の牢《ろう》に収監される。

牢《ろう》は二坪ほどの草葺《くさぶき》の小屋掛けとはいえ、四方格子《しほうごうし》造りで、風よけの戸もなかった。半分は厠《かわや》。板の衝立《ついたて》を挟んで、半分が筵《むしろ》敷き。立ちあがるだけの、高さはない。

むろん、独房である。錠は固く掛けられ、牢番監視のもと、西郷は以来、ここを一歩も出ず、胡坐《あぐら》をかきながら、ひたすら自分と向き合うことになる。

人間は各々の生活の場と時間、意思・情報の伝達《コミュニケーション》によって成り立っている。ところが彼はそのうちの、生活の場と意思・情報の伝達《コミュニケーション》を極端に遮断され、ありあまる時間のなかで、徹底した囚人生活を強いられた。食事は冷えた麦の握り飯に焼塩だけ。わずかな真水。

髪の手入れもなく、衣服の着替えも許されなかった。無論、湯あみなどはない。西郷は日の目を見ない不自由な生活を強制されたが、これは監視している久光に対して、追罰としての切腹の沙汰や罪が妻子に及ぶことのないように、規制を守って忍従している自らの姿を示すことに、目的があったように思われる。

（このまま、みごとに衰弱死してやろう）

西郷に唯一、幸いしたのは、彼が久光にむけて〝気〟を発しつづけていたことであった。ところが大久保がそうであったように、絶望の中、徹底的に自らを虐《いじ》め抜いたとき、西郷はそこに新しい自己を発見する。〝気〟による自己再生の糸口といってもよかった。

そして到達した彼の悟りが、以下の名言である。

「命《いのち》もいらず、名もいらず、官位も金もいらぬ人は、仕末《しまつ》に困るもの也。此《こ》の仕末に困る人ならでは、艱難《かんなん》を共にして国家の大業は成し得られぬなり」（『南洲翁遺訓《なんしゅうおういくん》』）

もし、島役人の土持政照《つちもちまさてる》が惻隠《そくいん》の情を解する人で、牢屋を改造して西郷を救済してくれなければ、そのまま自ら念じた通り、西郷は沖永良部島で衰弱死していたに違いない。

「辛酸《しんさん》骨に透《とお》って、わが真を看《み》る」

流謫《るたく》の西郷は、己れの心を氷に徹することで、生き残った恥や成すことも為《な》さずにいる苦しみに耐え抜いた。辛酸が骨身にしみ透る、と嘆きながらも、今日まで精一杯に生きてきた己れを振り返って、天にも人にも慚《は》じるところはない――と辛くも踏みとどまったのである。大久保が大の字に眠ったのと似ている。

精神力が弱く、〝気〟の出せない人ならば、この流謫の時期に、自ら生命を絶っていてもおかしくはなかったろう。

獄裡《ごくり》の氷心、苦心《くしん》に甘んず　辛酸《しんさん》骨に透《とお》って、わが真を看《み》る
狂言妄語《もうご》、誰《たれ》か知り得ん　仰いで天に慚《は》じず、況《いわ》んや、又《また》人をや

心も凍る獄中にあって、その苦しみに耐えてこそ、はじめて真実がみえてくる。

西郷は臍下丹田に〝気〟を、静かに漂わせていたはずである。

讒訴《ざんそ》や告げ口などは意に介すべきではない。大切なのは、仰いで天に慚じねばよしとする心である。まして、世間（人）に対して、なにを慚じることがあろうか。

西郷はようやく、かつての大久保同様、絶望の底にある真実を摑んだのだった。そして、恐るべき精神力を身につけた。

倒産を経験しながら、再起した経営者もおそらく、同様の真実を手に入れたに相違ない。彼らは恐るべき〝気〟の力、精神力を身につけたといえる。

幽栖《ゆうせい》却《かえ》って天涯に客たるに似たり　底に縁《よ》りてか夜来《やらい》我をして思はしむ
誰か識《し》らん、愁情《しゅうじょう》尤《もっと》も切なる処《ところ》　膝前《しつぜん》遊戯、嬰児《えいじ》を夢む

獄中の生活を天に遊ぶ客のようだ、と述べるところまで、西郷の気は充実してきた。その一方で、夜の思いは淋しさの限りであるが、夢にわが膝に遊ぶわが子をみた、と西郷は素直に詠っている。

やがて薩摩藩は、急転する時勢の中で行き詰まりを見せ、いよいよ、西郷の出番となった。藩政の実務をあずかる立場にたっていた大久保一蔵《いちぞう》（利通）は、この局面で西郷の呼び戻し運動を展開。西郷嫌いの国父・久光を説得して、ようやくその実現、再活動に漕《こ》ぎ着けたのである。

その後、西郷と大久保の二人が手を携えて、薩摩藩を討幕主力の勢力となし、明治維新を遂行したことは広く世に知られている。

禅の悟りと〝気〟

ついでながら、西郷隆盛といえば、座禅好きが知られている。彼の従弟・大山巌《おおやまいわお》（西郷より十五歳年下）は、次のような思い出を語っていた。

鹿児島における予（大山巌）の家は、西郷の家に接近していたので、予は六、七歳の頃から西郷に従い、読書や習字を教《おそ》わった。その頃の西郷は禅を学んでいた。予が朝早くその家（西郷家）にいたると、西郷は既《すで》に草牟田《そうむた》の誓光寺《せいこうじ》の住職無参《むさん》上人のもとに赴き、（禅の）講習を終って帰宅して居るのを常とした。（『元帥公爵大山巌』）

西郷の禅に関しては、一緒に入水自殺をはかった僧月照も、

「西郷の禅学は深くはないが、よく真味《しんみ》を悟っていた」

という意味の証言をしている。いずれにせよ、西郷の生死を顧みない人間修行の一環に

は、禅（曹洞禅）の効用があった。

彼の禅の師に、一歳年下の友人・吉井友実《よしいともざね》の叔父にあたる、無参禅師がいた。

この人は嘉永四年（一八五一）に六十九歳で没しているから、西郷は長い期間にわたって、その教えを受けたわけではない。二十歳前からせいぜい五年――だが、ひきつづき無参の弟子・日参《じっさん》にも学んだというから、座禅には相応の思い入れがあったのだろう。

――西郷が無参禅師をはじめて訪れた際、一つの挿話《エピソード》を残していた。

訪《おとな》いを入れ、その取り次ぎが奥へ入ったまま、二、三時間たっても何らの返事もない。たまりかねた西郷は、無断で僧房に通ると、そこに無参らしき僧が静座、黙想に耽っているのを発見する。

西郷は礼を尽くし、

「武士らしく生きるには、どのようにすればよろしいか」

と、教えを請うた。が、無参は黙して答えず、ただ座っている。

明らかに軽んじられた、と思い込んだ西郷は、若かった。鉄拳をもって、無参を殴打しようとした。その刹那《せつな》である。「喝《かつ》」と鋭い声が飛ぶ。西郷は虚を衝かれて、腰を抜かさんばかりに座り込む。依然、無参は動かない。ただ一言、

「禅の悟りは、振り上げた一拳の刹那にあり」

といい、瞑想をつづけた。のちになって西郷は、

「一喝されて、はっと思った刹那に豁然《かつぜん》と光明の天地が開け、雑念が吹き飛んだ」

と語り、これこそ悟りだ、と禅に惚れ込んだという。

座禅のダイナミズム

前章で山岡鉄舟の禅、「催眠」についてもふれたが、座禅には思わぬ身体的・精神的充足感を与える効果があることについて、付言しておきたい。

座禅に習熟すると、目を半眼（なかば開いている）の状態でも、就寝中のごとき平静な精神状態が得られ、エネルギーの消費も極度に少なくてすむようになる。それこそ、ほんの一瞬と思っていたのに、すでに夜は明けようとしていた、の世界である。

それでいて、外界からの刺激には、睡眠時と違って生き生きと反応できる。「催眠状態」であっても意識は鮮明であり、座禅によるひらめきや想像力を発揮するときの脳波＝α波が、自在にコントロールできるようになるからだ。

しかも、座禅は睡眠時間を減らして行っても、効果のほうは大いなる疲労回復につなが

った。

座禅の組み方は、一般に見受けられる結跏趺坐《けっかふざ》でも、片足だけの半跏趺坐《はんかふざ》でも構わない。足を組むことによって筋紡錘《きんぼうすい》と呼ばれる部分（筋肉の収縮状態を感じ取る器官）が伸び、脳へ刺激が伝わって頭が冴えてくるのだという。

臀部《でんぶ》に二つ折りの座布団を当て、両膝がきっちり床につくようにしてあごを引き、頭の上から肛門まで一直線になるように背筋を伸ばす。日光が入る窓に、背を向けて座ったほうが気は散らない。手の組み方は右脚が上なら、右手が上というように脚に合わせるのである。最後に目は「半眼《はんがん》」にして、およそ一メートル先の床に視線を落とす。

鼻孔で静かに呼吸をして、心で数えながら「ひとー」と深い腹式で吐き、「つー」と吸う。「ふたー」とまた吐き、「つー」と吸う。この数息観《すうそくかん》（呼吸を数えることで、精神の統一と安定をはかる修行法）を1から10へと繰り返すのだ。一回ごとの息を、次第に細く長くなるようにおこなう。

通常、人間の呼吸回数は一分間に17、8回だといわれるが、この座禅の呼吸法をおこなううちに、一分間で5、6回、息の長い人によっては一分間2、3回まで到達することができ、それだけ効率のよい酸素吸引ができるようになる。心の持ち方は、呼吸を数えることに集中するようにすればよい。集中すると、催眠状態に入りやすくなる。「ひとーつ」と数えながら出る息、入る息の行方を心で観ていくのである。呼吸と数とが、バラバラにならないよう訓練していくことが大切だ。

決して最初から、「無念無想」になろうなどと思う必要はない。座禅中に雑念が起きても同様に、それを打ち消そうとか追い出そうとしてはならない。余計な意識を持つと、心が緊張して弛緩《リラックス》しないからだ。妄想雑念のままに、数息観に打ち込んでいくのである。

当初、座る時間は線香一本分、約四十五分が適当だといわれているが、五分でも十分でも、時間を惜しんでおこなえばそれなりの効用はあるはず。

ただし、食後二時間は避けたほうがいい。眠くなる。

盟友・勝海舟の証言

のちに、西郷とは肝胆相照《かんたんあいて》らす仲となる幕臣・勝海舟《かつかいしゅう》は、脆弱《ぜいじゃく》な旗本・御家人の多いなかにあって、三河武士の遺風を失わず、十代の頃、剣と禅の修行に打ち込んだ人物であったが、人格の形成に禅はきわめて有効であることを語っている。

海舟は回想談で、剣と禅が勇気と胆力——すなわち〝気〟を養ってくれたとし、その効用を次のように述べていた。

危難に際会《さいかい》して逃げられぬ場合と見たら、まず身命を捨ててかかった。しかして不思議にも一度も死ななかった。ここに精神上の一大作用が存在するのだ。

ひとたび勝たんとするに急なる、たちまち頭熱し胸おどり、措置かえって転倒し、進退度を失するの患《うれい》を免れることはできない。もしあるいは、のがれて防禦の地位に立たんと欲す、たちまち退縮の気を生じきたりて相手に乗ぜられる。事、大小となく、この規則に支配せられるのだ。

おれもこの人間精神上の作用を悟了して、いつもまず勝敗の念を度外に置き、虚心坦懐《きょしんたんかい》、事変に処した。それで小にして刺客、乱暴人の厄を免れ、大にして瓦解《がかい》前後の難局に処して、綽綽《しゃくしゃく》として余裕をもった。これひっきょう、剣術と禅学の二道より得来たったたまものであった。（勝部眞長《かつべみたけ》編『氷川清話』）

海舟は直心影流の免許であったが、生涯に一度も剣を抜かなかった。抜かなくていいだけの、稀有な胆力＝〝気〟を養っていたからだが、彼も多くは禅の効用であったと認めている。

西郷の打ち込んだ禅を考える場合、忘れてはならない一事がある。これは海舟の境遇とも重なるが、西郷家の稀にみる極貧・不遇であり、この点をしっかりと見据えておかねば、真に西郷隆盛の偉大さ、彼の中に培われた〝気〟が理解できない。

貧しさに負けぬ〝気〟とは

西郷隆盛は幼名を小吉《こきち》。諱《いみな》を隆永《たかなが》、のちに隆盛と称した。通称は吉之助、ついで一時期、善兵衛、吉兵衛などを名乗っている。彼の下には三弟三妹があり、次弟が吉二郎、三弟が信吾《しんご》（のちの従道《つぐみち》）、末弟が小兵衛、次妹は琴、三妹・鷹、末妹・安《やす》。

父は薩摩藩の下級武士で、御《お》小姓与《こしょうぐみ》勘定方小頭をつとめた西郷吉兵衛（諱は隆盛）。母のほかに祖父母があり、薩摩特有の使用人（貧しくとも藩士の家には、何処の家にもいた）も含めると、家人の数は十六、七人を数える大所帯であった。

後年、西郷の庶子・菊次郎《きくじろう》（奄美大島で生まれる・のち京都市長）が叔父の従道たちから聞いた話によれば、西郷ら兄弟姉妹は幼い頃、冬の夜も一枚の布団を分けあうように、足を四方から差し入れて寝たといい、西郷は足だけを入れて身に布団を羽織ることなく、弟妹たちを凍えさせないように配慮したという。

三月や五月の節句がきても、無論、西郷家では雛人形や武者人形は買えない。西郷は弟妹を不憫《ふびん》に思い、墨で絵を画いて壁にはりつけた。

「なァン、飾り人形も絵の人形も、真心をもって祭れば同じことじゃ。他家の真似などせんでよか」

西郷家がどれほど貧しかったか、たとえば、西郷の祖父・龍右衛門が七十歳を過ぎて、ようやく嫡子吉兵衛に家督を譲っていることからも知れよう。

龍右衛門は「御台所御番」に勤務していた。すでに西郷の父・吉兵衛は四十歳を過ぎて勘定方小頭をつとめている。西郷自身も、郡方書役助《こおりかたかきやくたすけ》に出仕していた。つまり西郷家では三代の当主がともに勤めをして、給料を得る必要があったほど困窮していたのだ。

加えて、弘化四年（一八四七）と翌嘉永元年（一八四八）には、西郷家では吉兵衛とその嫡男吉之助（隆盛）の連帯保証で、計２００両の大金を商家・板垣家から借用している。

その使途については諸説あるようだが、その前後の社会情勢から推察して、日本本土に先駆け、薩摩藩支配下の琉球へ押しよせたフランス、イギリスの艦船が、薩摩藩の国防意識を高めたため、当然のごとく着手された藩の軍政改革が、形をかえて西郷家の台所を圧迫したのではないかと思われる。

児孫《じそん》の為に美田《びでん》を買わず

本書の目的は、その借金の理由を質《ただ》すところにあるのではない。この200両が利息を一回払ったきり、その後は利息すらも支払われず、元金も返済されないまま、明治五年（一八七二）に西郷隆盛が返済するまで、西郷家に重くのしかかった事実を、頭に入れておいていただければ、それでよいのである。

ただ、吉兵衛は借金をするにあたって、ミスを犯してしまった。

老父母に加えて四男三女の子供を抱え、まさか家長の己れが借金をして程なく、この世を去ろうとは考えもしなかった。当然、返済計画は根底から崩れ去る。

弘化元年（一八四四）、十七歳で郡方書役助となった西郷は、米四石の給与をもらうようになり、ほどなく弟・吉二郎も勘定所支配方書役助となって働き、父の吉兵衛を助けたものの、嘉永五年（一八五二）七月に祖父、九月に吉兵衛が、十一月に母・まさが相次いで亡くなってしまった。妹のひとり琴はすでに嫁いではいたが、残る妹二人、弟二人、さらに祖母を抱えた西郷は、父の借金200両も含め、苦しい家計をやりくりせねばならなかった。

「このときほど、悲しいことはなかった」

と後年、回想する西郷である。

こうした貧困が彼に何をもたらしたか、多くを語るよりは、次の西郷の有名な漢詩「感《かん》懐《かい》」を読み下せばことは足りよう。〝気〟の力強く発する思いがする。

幾たびか辛酸を歴《へ》て　志《こころざし》始めて堅《かた》し
丈夫玉砕《じょうふぎょくさい》して甎全《せんせん》を愧《は》ず
一家の遺事《いじ》人知るや否《いな》や
児孫《じそん》の為に美田《びでん》を買わず

（人の志というものは、幾度も幾度も辛いめ、ひどいめにあって後に、はじめて堅く定まるものである。真の男子たる者は、まず幾多の辛酸をなめて志を堅くし、その堅い志を貫くためには、玉となって砕けることを本懐とし、志をまげて瓦となって無事に生きながらえることを恥とする。それについて、自分が家法として子孫に残しおきたいと思うことがあるが、それは何であるかを知っている人があるか知らん。子孫のためにとい

って、良い田畑を買わないことがそれである）

むろんこの詩には、〝気〟の充電・放出と〝志〟の重要性が語られている。濃厚に漂う西郷の思い、〝気〟といえばいいだろうか。

ただ忘れてはいけないのは、貧困生活がそのまま、西郷という英傑を創ったという史実だ。彼はおそらく、座禅を組みながら、わが身の宿命と対峙していたに違いない。

無参はそうした西郷を容赦なく痛棒した。維新後、西郷は無参にしごかれて逃げまわった思い出を、面白おかしく語っているが、まさに西郷にとって参禅は、己れの死生にかかわる大問題であったろう。

西郷は、己れに勝つことを学んだ

座禅から、西郷は何を摑んだのであろうか――。

前述した彼の子・菊次郎は、次のような回想談を残している。

南洲は武術の方ではこれと言う程《ほど》の技能は無かった。それで万一危難が身に迫った時にはどんな術を心得ていても、最早《もはや》どうにも仕様のないものである。というのが平生からの覚悟であったようで、或《あ》る時剣道の大先生に合って、南洲が自分には武道の素質が無い事を語った。先生は、「イヤあなたには槍も刀も学ぶには及びません。見た所あなたの身の廻りにはどこからも打込む隙《すき》がない」と語られた。(『日本及日本人』臨時増刊・南洲号)

西郷は少年時代、腕の筋を傷つけてしまい、刀を振ることができなくなった。つまり、彼は武道を修めていない。にもかかわらず、専門家は修める必要はない、という。

まさに、気力の充実。今少し高度な次元では、

「着眼《ちゃくがん》高ければ、即ち理を見て岐《わか》れず」

後年、自ら鹿児島に創った私学校の生徒たちを前に、西郷ははっきりと述べている。

わが身ひとつの細々とした事柄に惑わされず、眼を高く人世の大道に向けられれば、理屈や利害によって悩むことはないというのだ。『荀子《じゅんし》』にいう、「窮して困《くる》しまず、憂えて意衰えず、禍福終始を知って惑わぬ心術」を養ったといえそうだ。

言葉を換えれば、西郷のあだ名となった「太目《うどめ》」「太肝《うどきも》」である。彼を取り巻く人々はのち、「西郷《うど》さァ」と敬慕と信愛の情をこめて呼んだ。

蛇足ながら、〝気〟を発して勝利するのは、他者に勝つことではなく、己れに勝つことを意味していた。

勝つといふ《う》は味方に勝つ事なり。味方に勝つといふ《う》は、我に勝つ事なり。我に勝つといふ《う》は、気を以《もっ》て体に勝つことなり。かねて味方数万の士に我に続く者なき様に、我が心身を仕《し》なし置かねば、勝つことはならぬなり。（『葉隠』）

〝気〟が活かされた交渉

座禅は畢竟《ひっきょう》、己れに勝つ＝克己心の養成が最大の課題であったように思われる。

西郷は無参やその弟子の日参以外にも、のちには薩摩出身の、江戸芝高輪《しばたかなわ》（現在は東京都杉並区に移転）の大円寺《だいえんじ》住職・無動是三《むどうぜさん》禅師にもついて修行したように、生涯、禅と縁が切れなかった。

西郷の座禅と克己心にふれていて、一つの光景をふと思い出した。

慶応三年（一八六七）、すなわち明治維新前年のことであった。いよいよ討幕が迫ったある日、西郷はイギリス領事館の書記アーネスト・サトウの訪問を受ける。

サトウはフランスが徳川幕府をあと押ししていることに触れ、

「もし、イギリスと相談することがあるなら、自分に知らせてほしい、援助を頼むなら、自分は引き受けるっもりだ」

という(坂田精一訳『一外交官の見た明治維新』、以下同じ)。これに対し西郷は、

「われわれは、日本の政治の改革には自ら努力する覚悟である」

断固として、その申し出を拒絶した。

さらに西郷は、別な機会にサトウから、普仏戦争が起こるやもしれないと聞き、

「これはありがたい、そうなればフランスは幕府を助けることができなくなる」

と心中、討幕に弾みを覚えたが、それを次の瞬間には恥ずかしげにサトウに告白した。天の心からみれば、誠に浅ましい考えであった、と懺悔《ざんげ》しながら。

吹けば飛ぶような開発途上国ではあっても、日本の事情は日本人だけで解決すると言い切る半面、人の不幸をわが身の幸福とせぬという西郷の心意気は、サトウを感動させ、西郷の強烈な心酔者にしてしまう。これはひとり西郷のみならず、幕末・明治の日本人の多くが胸に抱いていた共通の思いであったといえる。

新興国家「明治」は、多額の外債をかかえて、いわば幼児の一人歩きよろしく、危なげ

なスタートを切った。借金に比して興すべき産業は乏しく、治外法権などの不平等条約にしばられ、国際社会にはむろん入れてもらえない。財源の確保も難しかった。それでいて日本は、涙ぐましい努力を積み重ね、外国からの借金をすべて返済している。

今日の何処かの発展途上国のように、「返せないものは仕方がない」などと、開き直ったりはしなかった。世界広しといえども、十九世紀の半ば過ぎにおいて、時代遅れの文明をひきずりながら忽然《こつぜん》と、独立国として世界の仲間入りを果たし得たのは、唯一、「日本」だけであった。筆者はその根源に、日本人全体の〝気〟を置いている。

「志」の溶解しやすい短所

幕末の風雲に西郷を擁して活躍した大久保利通、長沼嘉兵衛《ながぬまかへえ》、有村俊斎《ありむらしゅんさい》（のちの海江田《かいえだ》信義《のぶよし》）、伊地知正治《いじちまさはる》、吉井友実、税所篤《さいしょあつし》、村田新八《むらたしんぱち》ら錚々《そうそう》たる顔ぶれも、期間の差こそあれ禅の薫陶を受けていた。

彼らは座禅を組みつつ気力を養い、克己心を研《みが》き、その方便として〝志〟を培った。

ここでいう〝志〟は、さほど難しく考える必要はない。〝気〟が心を動かして、より高く、より深く、なにものかを求め、放出し充足したものと解釈すればいい。

幕末も沸点に近づくと、全国から〝志士〟と称せられる若者が綺羅星のごとく出現したが、彼らは高い〝志〟をもって、国家社会のために身を犠牲にして尽力した者たちであったといえよう。筆者が〝志〟から連想するのは、いつも次の漢詩である。

男子立志出郷関　　男子《だんし》志を立てて郷関《きょうかん》を出《い》ず
学若無成不復還　　学若《も》し成る無くんば、復還《またかえ》らず
埋骨何期墳墓地　　骨を埋むる、何ぞ期せん、墳墓の地
人間到処有青山　　人間到《いた》るところ青山有り

（この詩の第二句を伊勢・山田の志士・村松文三《ぶんぞう》が「学若不成死不還＝学もし成らずんば死すとも還らず」と改作し、広く世間に流布された）

原作者の長州の勤王僧・月性《げっしょう》（先の月照とは別人）において、〝志〟は学問であったが、幕末動乱が生んだ〝志士〟の多くは、国家社会のために身を犠牲にして尽力することを指した。もっとも、若き日の西郷らには、まだ国家＝薩摩でしかなかったが、この視野の狭さは致し方あるまい。

だが、〝志〟は当時の世情にあっては、武士には溶解しやすい短所を持っていた。なぜなら、封建制の中には〝無事〟をこそ大切にするという、側面があったからだ。「君子危うきに近寄らず」との儒教の言葉があり、「無事是好日《これこうじつ》」との禅語も同じであったろう。毎日、何事もなければいい。無事であればこそ上は将軍・大名から、下は徒士《かち》・足軽にいたるまで、先祖承伝の家禄を食《は》み、子々孫々まで伝えられるのだから。

ストレスをコントロールできる〝気〟

巧妙な仕組みである。他人に迷惑をかけず、己れもかけられることなく、始終、周囲に気を配って、己れの行儀を正し、他人の不幸は見て見ぬふりをして座をはずす、それが江戸時代の武士の美徳であり、生活術であり、処世術であった。

筆者はこれを、「封建的武士道」と仮称している。わが身の安泰、ひいてはお家の無事を祈る心が、徳川三百年の最高の道徳になり、士農工商の別なく世襲された意識は、日本人の血肉となって、戦国時代の荒々しい骨格をもたおやかに変えてしまった。

しかし、やがてペリーの来航によって、徳川幕府の武権は揺らぐ。

この期《ご》に及んで、わが身の安泰・無事だけを祈っていた者は、崩壊する封建制と共に、自身も崩れ去るしかなかった。薩摩藩のなかにも、〝志〟ならぬ〝無事〟を選んだ武士は少なくなかったが、西郷や大久保ら一部の者だけが〝志〟に生き抜いた。彼らが各々の志の高さを、いかに世間の慣習から守り抜いたか、格別の工夫を必要としたはずである。

克己心は養われ、〝志〟は育まれた。が、〝志〟の高さを維持するには、いわば日常茶飯の自己規律が最も重要であったはず。人間同士の交わり方、一日の時間の使い方、極端にいえば息の吸い方、吐き方にいたるまで、〝志〟を守るべき工夫が貫かれていなければならなかった。西郷の、二度に及ぶ島での生活はすでにみた通りである。

彼の「黒ダイヤのような巨大なきらめきを放つ」といわれた瞳は、いかにして健康に恵まれない環境にあって、日々の緊張《ストレス》をどのようにして解消していたのか、との疑問を思い浮かばせる。

——筆者は昔、この問題にこだわったことがあった。

ある時、〝修行食〟を研究されていた管理栄養士の卜部《うらべ》吉恵《よしえ》という方と出会い、高野山の総本山金剛峯寺《こんごうぶじ》で、瞑想中の僧の脳波を測定する珍しい実験についての、話を聞く機会に恵まれた。

実験は東洋の宗教や世界観の根底になっている「道」をきわめる人の、脳の動きを科学的にとらえてみようという試みで、瞑想中の修行僧の剃りあげられた頭に、いくつもの電極がつけられ、約五時間測定がおこなわれた結果、トゲのようにとがった〝棘波《きょくは》〟と呼ばれる脳波が、多く記録されたそうである。まさに、〝気〟そのもの。

実験に立ち会った精神科医は、

「スポーツを例にとれば、西洋は身体的な〝術〟をきわめるのに対し、東洋は精神的な〝道〟を求める。いわば一瞬に込める力の作用を、身につける修行が東洋的な発想。梵字という一種の記号を頭に描いて瞑想する僧が、イメージを描くたびに力を込めていることが実証された」

と新聞紙上でコメントしていた。

ここでいう「力を込めている」のは集中力、〝気〟と置き替えてもよかろう。

なるほど、人間は体力的に追いつめられてなお、個々の意識や煩悩の壁を破って、より高次なレベルへ、自らを高め得る場合があるようだ。

西郷を他に抜きんでた人物に創りあげた系譜には、座禅における実生活上の効用――島流しにあっても、その不遇から脱することのできた心のコントロール、〝気〟の活用が大きな要因であったように思われてならない。

　また、「催眠」によって自己へ暗示をかけ、潜在意識を研き、自らの〝志〟を高めて〝気〟を生み出す。これは決して、難しいことではないように思われる。要は本心、やる気があるかどうかではあるまいか。

第四章　「気」の無限の可能性

〝気〟を塞《ふさ》ぐ〝三毒〟

前章で座禅の組み方についてふれたが、悟りを導き出す方法は、古今東西かわらない。一つしか、なかった。目をとじて、静かに考えにふけることにつきた。

——瞑想《めいそう》である。

この方法は仏教以外でも、ユダヤ教にもキリスト教にもイスラム教にもあった。「魂の修行過程《スピリチュアル・エクササイズ》」などというと、オカルトの何事かに聞こえるかもしれないが、カトリックの世界では瞑想を「心霊修行」というのである。

目的は心胆《しんたん》を練り、不惜身命《ふしゃくしんみょう》——『法華経《ほけきょう》』にいう、身命《しんめい》を惜しまず、仏道に尽くす覚悟《かくご》を得ることである。思想、宗教によっては、仏が神となり、あるいは〝天〟、〝自然〟となった。

道とか道徳、あるいは人の生き方・死に方など、心の中に生まれた思索《しさく》をめぐらす時、一度はかならず拠《よ》り所《どころ》とする思考方法が、瞑想であったといってよい。

とはいっても、筆者は生き死にを考える哲学・思想、あるいは信仰のために、この瞑想を用いよ、と述べているのではない。あくまでも、〝気〟の可能性を考えるために使いたい。

たとえば、21世紀を生きるわれわれ日本人の、これから先、生きていくうえにおいて、たとえばコロナ禍のあと、落ちつかない心、沈みきった思い、日々、何かと湧《わ》き起こる怒りや悲しみ、そういった感情を仮に、心の真中に置いてみてはどうか、と考えた。

瞑想の世界の中の自分は、紛れもない自分自身である。

――客観的に思い浮かべて、日々、それなりに懸命に働いている。否、食べて行くために、惰性《だせい》で生きているのかもしれない。そのせいかどうか、コロナ禍の中で漠然《ばくぜん》とした不平や不満を抱え、内心がイラついて、周囲とうまく溶け込めなくなった。

仏教でいう三種の煩悩――人から向けられ、自分自身も人に向ける怒り（攻撃）、欲望（収奪）、愚かさ（無能）に心が塞《ふさ》がり、心の回路が正常に作動しない。

つまり、〝気〟がうまく流れない。江戸時代前期の曹洞宗の僧・鈴木正三《すずきしょうさん》の理想であった「一仏」（神仏、〝天〟）からは、遠ざかってしまった〝三毒〟＝「瞋恚《しんい》」（いきどおり）、「貪欲《どんよく》」（自分の好むものに愛着すること）、「愚痴《ぐち》」（泣き言）が日々、体中をのたうちまわっている。

心に静謐《せいひつ》を持つには——

どうも、〝気〟の回路を塞ぐ血栓《けっせん》のようなものができているようだ。

そのせいかどうか、先日もつい、不心得な言動を職場で上司や同僚に吐いてしまい、こちらの立場が悪くなる場面があった。

「あの人たちはさぞ、怒っているだろうな」

たしかに、相手の自尊心《プライド》を傷つけ、信頼、信用を失墜させてしまった。

そのためこちらも、自分の値打ちを下げ、今は身も世もなく愧《は》じ入り、狼狽《ろうばい》している。

すぐにでも謝ればよかったのだが、「すみませんでした」と素直にいえなかった。

弁明してしまいそうで、そうなれば自分の自尊心《プライド》も傷ついてしまう。それはイヤだ。

逡巡《しゅんじゅん》（しりごみ）している間に、時間が経過してしまった。職場の空気は、すでに最悪になっている。とても、弁解のできる状態ではない。今になって何かいえば、それこそ前述の三種の煩悩、〝三毒〟が頭をもたげて来そうだ。

いや、そもそも謝る気はない。そんなことをすれば、自分が汚辱《おじょく》にまみれることになる、人前で恥をかかされたのは、こちらなのだから。

しかし……、さすがにこのままではマズい……。

この「苦界《くがい》」(人間界)から逃れる方法はないものだろうか。会社を辞めて、環境をリセットすることはできる。が、さて、コロナに打ちのめされた世界経済の悪化――倒産する企業が続出していて、雇い止め、首切《リストラ》りが横行する日本で、自分に次に働く場所があるかどうか。

あったとしても、待遇や職場の雰囲気が、これまでより悪くなるかもしれない――。

――ここで大切なことは、一度、冷静に立ち止まること。

まずは、心を落ち着けることが肝要である。

相当、頭に血が上《のぼ》っているかもしれない。ならば、こういう時こそ一服だ。コーヒーでもお茶でもタバコでも、好きなもので一瞬、心をカラにしよう。香《こう》を聞くのもいい。これらの効用については、すでにみてきている。一服すれば、心の均衡《バランス》を整えることができる。

「気を正しく出して考える――」

これが、何よりも先決だ。臍下丹田に静かな〝気〟を意識しながら。

人は誰しも、心の中に感情の秤《はかり》を持っている。そして無意識に、自分の何ものかを片方に載せ、他人の何ものかをもう一方に載せる。「正義」(justice)の語幹の、「just」は天秤《てんびん》のこと。秤《はかり》にかける――すなわち、自分は常に人と自らを比べて、心の中で釣り合いの取れることを願っているのではないか。

ところが、世の中には正義も存在するが、不義もある。

もともと、均衡など取れるものではない。その証左に戦争はなくならず、世界中の揉事《もめごと》の種は尽きない。

であるにもかかわらず、純真な人、世間を知らない人、自己中心的な人は、「不公平だ、自分だけが損をしている。許せない」

となる。

瞑想の力＝「心の工夫」

ここまでなら、まだいいのだが、こうした不釣り合いへの想い（自分勝手な正義）が、いつしか強迫観念になってしまい、それらが蓄積され、イライラが募ってしまうと、心の回路は過度に興奮《オーバーヒート》して、ありとあらゆるところで衝突が起きてしまう。

コロナ禍の中で出没した、「自粛警察」がそのいい例であろう。

みんなが「緊急事態宣言」を受けて、不要不急の外出自粛を守っているのに、それに従わないで、勝手に動きまわるのはけしからん！　と他県のナンバープレートを持つ自動車を傷つける輩《やから》。従わずに店を開けるとは何事か！　と電話でどなりつけ、抗議文を店先に貼る輩。不均衡を僻《ひが》み、怒り、それを誰かにぶつける。正義は我にあり、正義は当たり前という考え方が幻想・妄想でしかないことに気がついていない。

このようにいうと、読者の中には、では、理不尽な現実の前では、忍耐するしかないのか、自尊心《プライド》を捨てろというのか、と心がマイナスの気へ向かう人がいるかもしれない。

そうではない。我慢しようとすると、かえって不安は生まれ、怒りは募り、妬《ねた》みや迷いは深くなるもの。煩悩は常に感情の形を変えて、あなたの側にしのび寄って来る。

だからといって、抑圧《ストレス》発散のために、インターネットの世界で大騒ぎをしたり、モンスター・ペアレンツや強く苦情《クレーム》をつける人のように、文句のいえない立場の相手を、ときに匿名でイジメ、屈服させて溜飲《りゅういん》を下げても、心は晴れないし、マイナスの気はプラスには変化しない。

心は正直なもの、卑怯《ひきょう》（おくびょう・心がいやしいこと）をやればやるほど、自らの心が惨《みじ》めになり、ついには自分で自分を傷つけ、見捨てる奈落《ならく》（物事のどん底）に向かうことになる。

自らの手で、自分自身を汚辱にまみれさせながら、自分の価値を勝手につり上げたところで、心は劣化することはあっても、決して向上もしなければ、豊かにもならない。

これまでにも見てきたように、厳しい現実に踏みとどまりながら、天秤の片方に載せるものを考え直してはどうだろうか。

自分自身の載る皿《さら》にも、マイナスの気を載せないようにするべきではないか。

曰く、自分は何と優柔不断なのだろう。ダメなやつだ。否、人の心なんて皆、同じようなものだろう。しょせん、諸行無常というしな。ブレるし、揺れるし、どうすることもできやしない——云々。

同じ天秤の皿に載せるなら、双方共にプラスの気を載せるべきであろう。

心学の教え

たとえば、江戸時代の半分をすぎた頃から、自分はこの先、どのように生きていけばいいのか、と自問自答をくり返した、今でいうならフリーター、契約社員の石田《いしだ》梅岩《ばいがん》という人物は、四十歳にして「心学《しんがく》」を開眼した（正しくは石門《せきもん》心学という）。

それは、心豊かに生きる——まさに、心の天秤の双方の皿に、プラスの気を載せることでもあった。

人《ひと》、我《われ》に無礼（失礼）ならば是《これ》こなた（あなた）の礼、いまだ足らずと知るべき事
人、我に過《あやま》ちを告げ知らさば、宝の賜物《たまもの》を得たりと思ふ事
我、寒ければ人も寒く暑ければ人も暑し、己《おの》れ苦しき事は人もまた苦しく、凡《すべ》て己れに好まぬ事を人にも与ふまじき事
おのれに利あらば、人に善ありと知るべき事
ほまれ（よい評判）はそしりの基《もと》、楽は悲しみの始《はじめ》としるべき事
あまり親しくするは、疎《わかれ》るの始《はじめ》と知るべき事
大なる福《ふく》来れば、是災《これわざわい》の起りと心得《こころえ》、慎《つつしみ》を加ふべき事
生涯の間、怒りをば起《おこ》すまじと心懸《こころがけ》たしなむべき事
貪《むさぼ》る心、起《おき》る事あらば浅ましき心根なりと耻《はじ》（恥）をおこすべき事
たはむれ（冗談）にも、いつはり（うそ）言ふまじき事

（『あつめ草　三篇』より、原本を筆者が任意抜粋引用）

この心学の教えは、前述した筆者が実践したニガ手な先輩への接し方にも、共通するものが語られていた。人はなぜ、悩むのか。煩悩があるからだ、と仏法も梅岩もいう。なるほど、欲が深くなれば自己主張も強くなる。しかし厄介なことに、煩悩は人間が生きているかぎり完全には消せない。すべてを消滅させることができたなら、それこそ聖人であろう。無視しようとしても、煩悩は生まれ、付きまとう。ふり回されれば、周囲を疲れさせてしまい、自らもクサクサした気分に陥る。そして、〝三毒〟の振り出しに戻ってしまう。

この悪循環を断つには、悟りを開かなければならないが、あいにく自分にはそれだけの器量がない。時間もなければ、環境にも恵まれていない。だからといって、この居心地の悪い中に、もうこれ以上は我慢もできそうにない。限界かも。

――ならばせめて、軽減することを考えてはどうだろうか。

〝七情〟の煩悩

「人々、己れに貴《とうと》きもの有《あ》り、思《おも》はざるのみ」(『告子《こくし》』上巻)。

これは孟子の言葉だが、前出の梅岩は同じことを〝尽心知《じんしんち》性即知《せいそくち》天《てん》〟という言葉で述べた（心を尽し性を知れば、すなわち天を知る）。「性」は本質、性質のこと。

梅岩の場合、煩悩の数は三つではなく七つであった。「七情《しちじょう》」といい、喜・怒・哀・懼《く》（おそれ）・愛・悪《お》（にくしみ）・欲となった。彼はいう、

「ただ七情に蔽《おお》ひ昧《くらま》されて、種々の疑いを発し、私知《しち》（個人のせまい考え）となる」と。梅岩はこの七情から逃れるには、なによりも素直な心をもとめることだ、と説いた。

これこそまさに、意志の集注《しゅうちゅう》（一箇所に集め注がれること）＝〝気〟を集中させることといえよう。何に集中すればいいのか。それこそ歴史の先人たちが、自ら手本を示してくれたように、好きなこと、自らの求道に心を集中すればよい。

その対象は、人生いかに生きるべきか、の哲学であってもいいし、芸術――短歌・俳句・漢詩、あるいは趣味の世界すべてにおいて、カルチャー講座、生きがいとなり得るものであれば、武道でも茶道、華道、香道であっても、何でもよかった。

自分自身へ意識が向かないのであれば、家族に対する慈《いつく》しみの心でもよい。子供の成長を見守る――それだけでも充分に、親は幸福を感じられるはずだ。

「心学」の世界には、〝五倫五常〟――子・親・主従（今なら上司と部下か）・夫婦（恋人も可か）・兄弟（姉妹）の大切さが説かれていた。

次に、各々に対する具体的かかわり方を、〝気〟を込めて生きがいとする計画を、考えればよい。人間、どれほど忙しい生活をしていても、かならずや、わずかながらの〝寸刻〟はもっているものだ。

まずは試しに、その時間から始めればいい。急《せ》いては事を仕損んじる。焦ったところで、仕方がない。立ち止まって瞑想するまでは、それこそ無駄な歳月を費やしてきたのだから。まずは一歩を踏み出して、見切り発車してみてはどうだろうか。何をどうして良いのかわからなければ、再び瞑想して自らの「本心」を知るべく追憶すればいい。

幼かった頃、小・中学生の時代に、自分自身の夢は何であり、得意は何であったのか。時間が経つのを忘れて打ち込んだ事は、一つや二つかならずあったに違いない。答えは、過去にある。Ｅ・Ｈ・カーもいっていた。そこに、発見があるのだ、と。

〝一ツ三昧〟のアドバイス

「心学」では〝一《ひと》ツ三昧《ざんまい》〟と称した。一つのことに熱中すること。精神を集中して、みださない無我の境界。「活眼《かつがん》を開いた」とも、「性を知った」ともいった。

「工夫と言えば、あれこれと考えることのように思うものだが、それは間違いだ。『工夫』という文字は、仕事をする人の意であり、人が何か仕事に向かえば、すでにそこに一ツ三昧は生まれている」

と梅岩はいった。

なるほど、好き＝仕事ならば、それに打ち込めれば「妄想雑慮」は消えるに相違ない。が、生活のための仕事と、本当にやりたいことが分離してしまいがちな今日では、できるだけ好きなことに割く時間を、〝一ツ三昧〟すべきであろう。

石門心学では〝一ッ三昧〟になるために、いくつかの助言《アドバイス》をしているが、今日においても通用しそうなものを、任意であげると、およそ次のようになる。

一、難しく考えないこと

二、可成《かなり》（たぶん）卑近《ひきん》（手近なこと、ありふれたこと）にして、直覚的に理解し得て、工夫をこらせるもの

三、理屈に渉《かかわ》らぬ（こだわらない）こと

四、前例（先人の成功体験）に学ぶこと

五、応用のきくもの

これらを参考にしたうえで、懸命に「心の工夫」を考えてみる。

「学問の道は他なし。その放心（心が定まり、どんな場合にも対応できる心理状態）を求むるのみ」

「発明して（悟って）後《のち》は、学ぶ所、我に在《あ》って人に応ずること窮《きわま》りなし」

俗世に住んでいても、「心の工夫」のできた人は、日常のいとなみに忙殺される生活の中にありながらも、心の均衡《バランス》をとって、一方に独特な静謐《せいひつ》を持ちえるものだ。

国学者の本居宣長《もとおりのりなが》などは、自らの医者の生活を断念することなく、日常の仕事は仕事としてこなしながら、好きな学問の道に打ち込んだ。その彼は、日々の生活をする仕事を持たずに、学問のみする儒者は認めない、とまでいい切っている。

梅岩も宣長と同様、商家でのつとめをはたしつつ、己れの学問を進めていた。では、逆も考えていただきたい。なぜ、学問専念がいけないのか。

一言でいえば、〝死学問《しに》〟になってしまう懸念があったからだ。学者は書物の上の文字の論議だてや、抽象的煩瑣《はんさ》な議論にとらわれて、学問的精力を一向に、実社会全体への活用に向けようとはしない。生きたナマ身の人間を観察しもしないで、何を理屈をいうのか、というのが梅岩であった。

実社会を生きていくうえで、プラスとなり、よりよく楽しく生きるためにこそ、学問＝「心の工夫」は必要であった。使えない歴史は意味がない、という筆者の考え方と、梅岩のそれは変わらない。

ふと、他人の視線を感じる、の意味

――仏教用語に、「以心伝心《いしんでんしん》」というのがある。

一般には、無言のうちに考えが相手に通じることを指すが、これは物理学などの科学では説明のつかない不思議な現象だが、誰しもが実際に、幾度も経験したことのある心の作用である。科学の実験でいうくり返し――反復性、普遍性（変わらない性質、永続性）を持っている。

同様に、職場でパソコンに向かっているとき、ふと、誰かの視線を感じるということはないだろうか。

（あれ、誰かがこちらを見ている？）

視線の方向にふり返ると、笑顔がこちらに向けられていた。逆に、怒った顔がこちらを睨《にら》んでいた、ということを読者も体験されたことがあると思う。

これも相手の発する〝気〟を、わが身が受けたことで十二分に説明がつく。

心理学者カール・グスタフ・ユングが提唱した「シンクロニシティ」(synchronicity)=同時同調性、すなわち虫の知らせのような、不思議だが意味のある偶然の一致というものである。筆者は昨日も体験したのだが、

「合気道の開祖・植芝盛平翁《うえしばもりへい》は、このことについてどう語っていたっけ?」

と思って、書庫に入ると、まっ先にそのことを書いた本が目に飛び込んできた。

新聞を読んでいても、なんとなく気になる記事というのに出くわすことがある。

仕事に直接関係のない、いわば、どうということのないものでありながら、その記事を読んでいて、うっすらと覚えていたことで、その数時間後、自らの仕事の大いなる手助けになった、という体験をしたこともある。友人と雑談しているとき、ふと相手が発した言葉――先週はある本のタイトルだったのだが、そのことがあとで妙に思い出され、改めて調べたことが、まったく予期しなかった仕事に結びついたこともあった。

先にふれたユングは、「集合的無意識」(Collective Unconscious)という仮説を立てて

いた。人々の心は、無意識の底で互いにつながっている、というものだ。

筆者はそのつなぐものを〝気〟であろう、と思っている。

「虫が知らせる」「既視感《デジャヴ》」「正夢《まさゆめ》」

前述のふと、他人の視線を感じたのとよく似た感覚に、まったく音信不通だった知人のことが、唐突に思い出されることがある。

何の前ぶれ、前後の関連性のない中で、突然に像が浮かぶ体験。俗にいう「虫が知らせる」で、何か漠然とした予感、これから起こりうることを前もって感じる、といった感触――誰しもが経験したことのある、この種の〝予知〟は、人間の生み出した〝気〟が幾重にも交差して生じたものではあるまいか。

「夢枕に立つ」「枕《まくら》がみに立つ」というのもあった。意味は同じで、夢の中に神仏や死んでしまった親しかった人などが現われ、物事を告げて知らせてくれること。

よく心理学の分野では、人間は生涯において、その潜在能力の10パーセントほどしか活用していない、ということを耳にする（この説は、神経学の分野では否定されているが）。

その一方で超能力、「テレパシー」（telepathy＝言語・表情・身ぶりなどによらずに、思っていることが離れたところにいる人に伝わること）、透視（遠方におけるできごとや、隠された物など、普通には知り得ないものを感知すること）、霊的交信などといった実態のよくわからない、半信半疑な世界も「令和」の今日まで、くり返し語られてきた。

これらもまた、解明されていない〝気〟の深層の領域なのかもしれない。

――「虫が知らせる」「正夢《まさゆめ》」とは異なるが、「既視感《デジャヴ》」というのがある。これは「既《すで》に見た」という意味のフランス語（déjà-vu）であり、おそらく読者諸氏もこれまた例外なく、経験されているに違いない。

日常生活の何げない時間の流れの中で、はて？　と一瞬立ち止まる光景がある。

「――この風景、以前にみたことがある」

「――ここへ、以前に来たことがある」

決して見たことのない、来たことのないものが、記憶になって現れる。

説明のつかない現象に一瞬、戸惑われた経験は誰しもあるのではあるまいか。

人によっては、視覚神経と脳が引き起こす錯覚だ、と解釈する専門家もいるようだが。

少し異なるが、世の中には事実と一致する夢＝「正夢」というのもあった。

現実に起こることとは反対の夢＝「逆夢《さかゆめ》」となると、いささかオカルト的で緊張感がなくなるのだが、われわれは結構、不可思議な体験をしているものだ。

筆者にも、ある企画会議のおり、ふと、次は目の前の彼がこういうことをいい、それを受けて左側の人が……、と思ったら、その通りに議事が進行した、という奇妙な体験があった。

「0《ゼロ》」は「1《イチ》」にならず

「単なる偶然」と片づけることは簡単なのだが、古流剣術の家に生まれ、少・青年期に武道に熱中した立場でいわせてもらえば、これらがことごとく〝気〟の作用に思われてならなくなる。筆者の恩師・勝部《かつべ》眞長《みたけ》先生（お茶の水女子大学名誉教授）は、歴史における運命、宿命を、次のようにいわれた。

たとえば、数のはじめの「1《イチ》」――歴史ならば人の一生、時代、国家と置いてもいい。これをまな板に見立てて真っ2つに切り、2分化したとする。その片方をさらに真っ2つに、その片方をまた2つに……、延々と切り分けつづけたとした場合、最後は「0《ゼロ》」となるか、といえばそうはならない。「0《ゼロ》」は無であり、「1」は有である。かならず割り切れないものが、微量ながら残る。

この残余《ざんよ》（あまり・のこり）を歴史では、割り切れない感情、「この人物はなぜ、こういう不運に見舞われなければならないのか」といった観念論、無常観と考えるのではないか。宿命、命運と受け取ってもかまわない。

（なるほど……）と、筆者は大いに納得したものだ。

そういえば高校の物理の授業で、すべてのものは原子によってできている、と学んだ。その原子の大きさを表わす単位がオングストローム（Å）であった。一オングストロームは一センチメートルの一億分の一だという。実に小さい。が、この原子もより小さな陽子、中性子、電子から成り立っているという。さらに小さな素粒子クォーク（物質をつくる基本粒子＝素粒子の一種）――こうしたミクロな世界を対象としたのが量子力学であった。現代物理学の相対性理論と並ぶ柱だ。

なかでも、インフレーション宇宙（inflation universe）というのは刺激的であった。膨張宇宙――宇宙創成の大爆発《ビッグ・バン》の時、一気に宇宙が膨れあがったとする学説で、その無が有となるためには、波動が発生したと考えた。

そうかと思うと、スウェーデンの物理学者ハンス・アルヴェーンは、宇宙の誕生に電気伝導性の気体プラズマ（プラスとマイナスに分離された、荷電粒子《かでんりゅうし》の集まった気体で、波動を伝えうる空間を形成する）の影響がある、とする「プラズマ宇宙論」を展開。

宇宙誕生の波動、あるいは電気伝導性の気体プラズマはいずれであれ、〝気〟そのものではあるまいか。量子力学は、「光は粒子であり、波である」とみた。

時空の哲学と〝気〟の関係

歴史を専らとするようになる前、筆者は少し物理学に凝った時期があった。

138億年前だったか、宇宙が存在していない「量子真空《りょうししんくう》」（量子がまったく存在しない状態をさすが、一般には、真空とはエネルギーが最低の状態のみが存在していた）が、あるとき〝ゆらぎ〟、その直後に膨張《インフレーション》を生じて大爆発が起き、宇宙が誕生したというのに、大いに関心を持った。

と同様に、時間と空間の哲学（Philosophy of Space and Time）に嵌《はま》った。

〝時空〟の考察は哲学と物理学との学際分野だが、筆者は物理学から哲学、その中の歴史哲学から歴史心理学、歴史学へと進んだことになる。

古代ギリシャの哲学者アリストテレス（前三八四〜前三二二）は、

「今は過ぎ去った時間の終わりであり、来《きた》らんとする時間の始めである」（『自然学』）

と説いた。

近世の哲学者イマヌエル・カントは、〝時空〟は直感に与えられた形式だ、と主張した。時空は実在する世界に属するものではなく、人間の主観によって構成されたものだ、という彼の「主観主義」をわくわくしながら読んだことを覚えている。

二十世紀に入っての、イギリスのジョン・マクタガートの時間論や、アルバート・アインシュタインの相対性理論も難解で歯が立たないなりに、懸命に、多くの先人の解説書を読みながら理解につとめた。

途中、挫折しながらも探究の面白さを味わえたのは、タイムトラベル、タイムマシーンの可能性を信じられたからかもしれない。

アインシュタインの特殊相対性理論を数学的に説明する方法論として、彼の師でありドイツのゲッティンゲン大学教授の数学者ヘルマン・ミンコフスキーは、四次元空間＝ミンコフスキー空間という考え方を導入した。

この説を支持する学者のあいだでは、空間が風景として見渡せるのと同じように、時間も無時間的に（現在・過去・未来の時間的流れを超えて）くり広げられる時間の風景《タイムスケープ》として見渡すことが可能だ、と考えられるようになっていた（「タイムスケープ」は、物理学者で作家のグレゴリー・ベンフォードが、自身のSF小説『タイムスケープ』で使用した造語である）。

もし、「過去」が過ぎ去って消えるものであるならば、タイムトラベルは不可能となる。しかし、アインシュタインの「相対性理論」（Theory of relativity）は敷衍《ふえん》されて、時空は連続体で一つの普遍の塊《ブロック》だとする「ブロック空間」「ブロック宇宙」論も登場するにいたっている。

――一方、不完全性定理で知られるチェコ出身の数学者クルト・ゲーデルは、一般相対性理論におけるアインシュタイン方程式を解くことで、時間は未来へ進んでいくと、いつしか過去につながり、最後には現在に戻ってくる輪《ループ》のようなものだ、と説いていた。

時空が一つの巨大な塊《ブロック》であれば、過去も現在も未来も同時に存在することになる。

昔、映画「スター・ウォーズ」シリーズの「帝国の逆襲」を映画館へ観《み》にいったおり、惑星ダゴバで修行する主人公のルーク・スカイウォーカーが、友人のハン・ソロやレイア姫が苦しむ姿＝未来を目の当たりにしてしまい、師のジェダイ・マスター・ヨーダやオビ＝ワン・ケノービの「未来は変えられない」と止めるのをふり切って、友人を救うため修行を中断して、その危機に挑むというシーンがあった。

先ほどユングの「シンクロニシティ」（同時同調性）、「既視感《デジャヴ》」「正夢」についてふれたが、もしこれが時空＝一つの巨大な塊《ブロック》と、つながっているようなものならば、それこそルーク・スカイウォーカーが未来を事前にみたようなことがあり得るならば、われわれの「既《すで》に見た」のつながりについても説明がつくのではあるまいか。

ゆらゆら立ち上る、古代中国の〝気〟

アジアはこの点、どうであったのか――。

遠く殷《いん》の時代――というと、およそ紀元前一三〇〇年代のことになる。

現在の〝気〟に相当する概念の原型は、この時代にすでに存在していた。

この頃のものと思われる亀の甲羅や動物の骨に刻まれた甲骨文、少し後の金属器に刻まれている金文などには、气という語が記されていた。

それが前述した〝気〟の原型である、〝气〟という文字に相当するといわれてきた。

〝气〟という文字は、ゆらゆらと立ちのぼる湯気のようなもの、との意味が通説となっている。

ただし、他の文献などには、殷代の气という文字は今日の〝気〟を表す言葉とは、意味合いがだいぶ違い、むしろ〝乞《こう》〟（求める、至る、及ぶ、終えるなどの意味を持つ）という言葉と関連するとの解釈もあった。

後漢（二五～二二〇）の時代に許慎《きょしん》の著した『説文解字《せつもんかいじ》』（全十五巻）は、現存する最古の字書であるが、その中には、甲骨文に見られる〝氣〟という文字は、雲気を象形していると端的に述べられていた。なお、殷の時代の人間にとっては、風や土は単に自然現象という意味を超えて、神格化されていたものであるらしい。

〝気〟という概念が、思想的に確立されて文献に登場してくるのは、春秋時代（前七七〇～前四〇三）から戦国時代（前四〇二～前二二一）にかけてのことである。

戦国時代にはすでに〝気〟という概念は、人々の生活とかなり密着したものとなっていたようだ。孔子（前五五一～前四七九）の言行録である『論語』には、人間の体のもっとも基本的なエネルギーの元として、すでにみた「血気《けっき》」という考えが出ていた。

これは哲学的な概念にとどまらず、後には一般的な生理機能のひとつとして、中国医学の世界で広く活用されていくものの、『論語』に使われている〝気〟は内容的にさほど重要な語ではなかった。

儒家は浩然《こうぜん》の気を養う

初期儒家の中で孔子に次いで有名な孟子（前三七二頃〜前二八九頃）の『孟子』をみると、天地のすべてを満たす気として「浩然《こうぜん》の気」が出てくる。「浩然」とは、水が広大に流れる様子などを形容するときに使う言葉で、これを自分の中に養っていく養気法を述べていた。これなどは、前出の「血気」にも通じるだろう。


孟子曰く「我は言を知れり。我は善《よ》く吾《わ》が浩然の気を養えり」

公孫丑《こうそんちゅう》曰く「敢《あ》えて問う。何をか浩然の気と謂《い》うや」と。

孟子曰く「言り難《かた》きなり。其《そ》の気たるや、きわめて大、きわめて剛、以《もっ》て直なり。養いて害《そこ》なうことなければ、則《すなわ》ち天地の間に塞《み》つ。其の気たるや、義と道とに配し、是《こ》れ無ければ餒《う》うるなり」（『孟子』公孫丑篇）

（孟子は言った。「人は浩然の気を養うべきだ」と。公孫丑は問い返す、「浩然の気とは何か」と。孟子は答えて、「説明は難しいが、この気はこの上なく大きく、強い。正しい道に即して養い、そこなうことがなければ、天地の間いっぱいに充《み》ち広がるようになる。この気というものは人の道に配されており、それと離れるようなことになれば、飢えて活動

力がなくなってしまう。たくさんの道義が集まって、この気は自然に生じてくるものだ」と）

諸子百家（中国春秋時代を中心に輩出した諸学派・諸学者の総称）の中で、最初に〝気〟を論究の主要なテーマにしたのは孟子であったようだ。

この「浩然の気」は、日本にも影響を与えた。また、この気が「養える」ものであることを明言している点が、筆者にとっては極めて興味深い。

孟子の唱えた「性善説」に対して、「性悪説」を唱えた荀子《じゅんし》の『荀子』（紀元前三世紀）には、〝気〟に関わる単語が多数現れている。次の「修身編」の一節なども、心身の制御《コントロール》と気の関係が明解に述べられていた。

治気養心の術。血気剛強なれば則《すなわ》ちこれを柔らぐるに調和を以《もっ》てし、〈中略〉凡《およ》そ治気養心の術は、礼に由《よ》るより径《はるか》なるはなく、好を一《いつ》にするよりは神なるはなし。

（気を治め心を養う方法。血気にはやる剛強な性格であれば、他人と調和して心を柔らげ、〈中略〉大体、気を治め心を整える方法は、伝統的な礼に従うのが一番近道であり、心の

目指すところを一定にするのが最も効果的である）

老子は〝気〟で宇宙誕生を説いていた?!

儒家とは対極をなす道家にも、〝気〟という言葉は現われている。

道家の祖である老子（前五世紀末〜前四世紀初）の言を見てみるといい。

迷える魄《はく》を載《やす》んじ、一を抱いて、能《よ》く離れしむるなからんか。気を専らにし柔を致して、能く嬰児《えいじ》のごとくならんか。（『老子』第十章）

和を知るを常と曰《い》う。常を知るを明と曰う。生を益《ま》すを祥《わざわい》と曰う。心の気を使うを強《つよ》しと曰う。物壮《さか》んなれば、則ち老ゆ。之《これ》を不道と謂う。不道は早く已《や》む。（同第五十五章）

――ここでは明らかに、〝気〟は生体エネルギーを意味しているようである。

第十章の文は難解ながら、瞑想ないしは心身の制御法《コントロール》を解説しているように読め、第五十五章は、不自然な長生法を揶揄《やゆ》しているように解読が可能だ。

『老子』にはもう一箇所、〝気〟を使っている例がある。

道は一を生ず。一は二を生じ、二は三を生じ、三は万物を生ず。万物は陰を負うて而《しこ》うして陽を抱く。沖気《ちゅうき》は以て和を為す。（第四十二章）

「沖気」とは陰陽、二つの〝気〟がまざって、調和が取れていることをいう。

これは、『易経《えききょう》』の陰陽による世界の生成論（陰と陽の相対する要素から世界が成っているという考え）に近い。『易経』は周《しゅう》代に発達し、孔子の頃には成立していた（もっとも、『易経』の本文中に〝気〟の語は現れていない）。

ここで老子は、人間の生体エネルギーではなく、宇宙を成立させているエネルギーのように〝気〟の語を使っている。『老子』に現れるのは、この三例のみで、〝気〟が他の語より特に重要な意義を持っているようには思われなかった。

荘子は「相対性理論」を理解していた?!

道家の世界では、『老子』の次に有名な書『荘子《そうじ》』では、生活に密着した形での〝気〟

の語が使われていた。自然界における気の動きのもとになる「雲気」は、この『荘子』に初めて出てくる。

また、『荘子』には、呼吸の重要性を説いたといえる「気息《きそく》」という語が載っており、大地や風の動きが擬人化して述べられていた。

人の生は気の聚《あつ》まれるなり。聚まれば則ち生と為《な》り、散《さん》ずれば則ち死と為る。若《も》し死と生の徒《しもべ》と為れば、吾れ又何をか患《うれ》えんや。故《ゆえ》に万物は一なり。是れ其《そ》の美《うつく》しとする所の者は神奇《しんき》と為し、其の悪《にく》むところの者は臭腐《しゅうふ》と為すも、臭腐は復《ま》た化して神奇と為り、神奇は復た化して臭腐と為る。故に曰く「天下の一気に通ずるのみ」と。(『荘子』知北遊篇《ちほくゆう》)

意味は本書をここまで読んでこられた読者には、わかりやすいに違いない。

人間の生命《いのち》は、〝気〟が集合することによってできあがったものであり、この〝気〟が集合すれば生となり、離散すれば死になる。そして今、もし死と生の現象が、このように同じ〝気〟の離合集散によるものであるとすれば、われわれはなにも生死のことに、心を苦しめる必要もないだろう。万物は皆、根源的には一つなのである。そうすると、人々が美しいものは価値のあるものとし、醜いとするものは価値のないものとしていても、価値のあるものは価値のないものへ、価値のないものは価値のあるものへと、常に変化していくものである。故に、古人は天下の一気に通ずるのみと言うのである、となった。

筆者にはなぜか、アインシュタインの相対性理論を聴いているのと、同じような感慨が浮かぶのだが。

また、諸子百家のこの時代、例えば兵家《へいか》（戦略・戦術を論じた兵学者の一群）においては、「勇気」のもとになるものとして〝気〟が説かれていた。個人のもつ「勇気」に対して、集団としてもつ〝気〟として「民気」という言葉も使われている。

アジアにおいても〝気〟は、自然哲学的概念として急速に体系づけられていったようで、いずれもが〝気〟の集散によって万物の生成がなされる、ということが説かれている点が共通していたといえそうだ。

『列子』が説く宇宙創成の〝気〟

前述の『老子』『荘子』と並ぶ道家の書に、『列子《れっし》』（列子は荘子に少し先行するか、ほぼ同時代の人物といわれている）がある。一般に『列子』の書名は覚えていなくとも、

「朝三暮四《ちょうさんぼし》」「杞憂《きゆう》」の故事は、中学や高校の漢文の授業で学んだはずだ。この書が出典である。しかも『列子』には、宇宙生成論を詳しく説いた文章もあった。

昔は聖人は陰陽によりて以《もっ》て天地を統《す》ぶ。夫《そ》れ形あるものは、形なきものより生ぜば、則ち天地はいずくよりか生ぜる。故に曰く、太易《たいえき》あり、太初《たいしょ》あり、太始《たいし》あり、太素《たいそ》あり。太易いまだ気をあらわさざるなり。太初は気の始めなり。太始は形の始めなり。太素は質の始めなり。気・形・質具《そな》わりて未《いま》だ相離れず、故に渾淪《こんろん》と曰う。(『列子』天瑞《てんずい》編)

西洋の物理学でいう宇宙創成と、ほぼ同一のことが語られていた。

「昔、聖人は陰陽二気の原理によって天地万物をそれぞれ秩序づけられた。そもそも有形のものは無形のものから生じるのであるが、いったい有形の天地万物はどこからどう生じてきたのであろうか。さればこそ、これを説明するために「太易」と「太初」「太始」「太素」というものが説かれるのである。「太易」とは、まだ気が(天地間に)現れていない状態をいう。また、「太始」とは、それ(気)が形象となって始めて現われた状態をいう。最後に「太素」とは、形象をもったものがそれぞれ素質(物の性)を始めてそなえた状態

をいうのである」（小林勝人氏の訳に拠る）

『列子』は、右の引用以外にも、全編にわたって宇宙の創成、現象と物質の生滅について書かれており、〝気〟が現象界において、万物を司るエネルギーの根源である、と規定されている点が極めて興味深い。

物事をつきつめて考えてゆくとき、人間の叡智に東西の別や差はないように思う。

「諸子百家」後の発展

これまでみてきた道家の思想を基調として、それまでの様々な学説や伝承をまとめた書に『淮南子《えなんじ》』というものがあった。撰者は漢の高祖（劉邦《りゅうほう》）の孫・淮南王《わいなんおう》とされている。

すでにみた、「禍と福とは門を同じくす」はこの書の「人間訓《じんかんくん》」の言葉である。

この書では、気は人間の生体エネルギーであるだけでなく、宇宙に浸透していて万物を活動せしめるエネルギー源であることを、その冒頭に説いている。『淮南子』は紀元前一三九年に、漢の武帝に献上されたものと伝えられている。

万物生成論のなかに組み入れられた〝気〟は、隋《ずい》代（五八一～六一八）になると、より深遠な奥深いものとされ、神秘化と技術化の両方を兼ね備えた理論として、具体的なものになっていく。不老不死を目的とする神仙術と哲学体系が結びついた道教が盛んになり、現代の〝気〟と密接な関係にある呼吸法や養生法、房中術などが広まった。

また、大地の〝気〟を読み取って生活に活用する「風水」も盛んになってくるなど、ごく一般の人々にとっても〝気〟は、実用価値のあるものになっていたようだ。

それが宋代（九六〇～一二七九）に入ると、物質的〝気〟に対して、その根源的な法則性としての「理」という概念が生まれ、〝気〟と一組のものとして登場するようになった。〝気〟が物質としての形質を司るものとすれば、〝理〟は性質を司るものといいかえてもよい。そうして現象と本体について体系化した「理気哲学」が成立した。その大成者が朱《しゅ》熹《き》（＝朱子《しゅし》　一一三〇～一二〇〇）であり、この朱子学こそが、時代が下って日本の徳川幕府の時代、公認の儒学となり、江戸期の日本思想に多大な影響を及ぼすことになる。

その後、明《みん》代（一三六八～一六四四）に入るとともに〝気〟と〝理〟は全体的に一つの「心」としてとらえられるようになった。その比重は「理気哲学」よりも、〝気〟一つに統一された「気哲学」の方へ移行していく。この大成者として有名なのが王陽明《おうようめい》（一四七二～一五二八）で、彼の学説＝陽明学は、やはり日本の幕末期に大きな影響を与えた。

すでにみた、西郷隆盛や大久保利通も座禅と共に陽明学を修めている。

朱子学が「知」によって「理」を究める正統的《オーソドックス》な学問の姿勢であるのに対して、陽明学では「知行合一《ちこうごういつ》」――すなわち、実践しない「知」などというものは、何程のものでもない、との姿勢をとった。

西洋思想の影響を強く受けるようになるのは、西暦一八四〇～四二年のアヘン戦争に清《しん》が敗れてからのことで、〝気〟は空間に充満するものとして西洋哲学で仮定されたものと、ほぼ同義のものへと転化されていく。

未来を開く鍵は〝気〟にある

第一章でみた合気道の開祖・植芝盛平は、「白光」と表現したが、われわれの日常生活の中でも、アイディアが天からふってくる、降りてくると感じることはまゝある。

「創造力」「発想力」「構想力」「直感力」「想像力」といったものは、もしかすると宇宙と個人が〝気〟によって結びついているのかもしれない。

〝気〟を出し、〝気〟を通して人生を強運に導くことができれば、さらなる高次の世界――それこそ未来を読むこと――も可能となるのではあるまいか。

ところが「平成」に入って以来、学の過程《プロセス》を重視しないで、最後の答えさえ正解であればいいと、「やり方」を単に暗記する手法が、学びの世界に大流行するようになった。

〝気〟の使い方も含め、これからの時代には、この「やり方」はまったく意味をなさなくなるであろう。通用しなくなるのだ。

平成十五年（二〇〇三）に内閣府に置かれた、「人間力戦略研究会」（内閣府の経済財政諮問会議で発案され、教育・産業・労働・雇用の識者を集めて成立した研究会）の報告書に、「社会を構成し運営するとともに、自立した一人の人間として力強く生きていくための総合的な力」を「人間力」と定義していた。

これからの「ウィズ・コロナ」の時代は、ＡＩ（人工知能）、ロボティクス（ロボット工学）、ＩｏＴ（モノのインターネット）などのテクノロジーが、高度に発達し、世界規模で展開することになる。そうなれば、従来のような価値観、要領のいい人がもてはやされる、あるいは能力がある人＝ＩＱ（知能指数）の高い人、仕事のできる人＝記憶力のいい人＝高学歴な人が、時代の担い手とはなれない時代がやって来ることを意味していた。

どれほど競ってみても、人間はＡＩにＩＱでは勝てないのだから。

かわって問われるのは、ＨＱ（人間性知能）である。つまり、「人間力」そのものだ。

そういえば、平成二十八年（二〇一六）にOECD（経済協力開発機構）の「エデュケーション二〇三〇」プロジェクトが定義した、「生き延びる力」の育成というのがあった。「世の中を変える力を持ち、周囲にプラスの影響を与え、他の人の意図や行動や気持ちを理解し短期的または長期的な影響を予測できる力」――ここでも「プラスの影響」として〝気〟が語られたように、筆者には思われてならない。

これから求められるものは、「生き延びる力」――不透明な未来に向かって、五感に「第六感」を加え、果敢に挑む力＝〝気〟そのものではあるまいか。

人は例外なく、弱みやニガ手を持っているもの。それを他者にさらけ出すことは、なかなかできない。だが、〝気〟を出し、流すことによって、マイナスをプラスへ転じ、他者への思いやり、周囲への配慮、第三者の多様性への理解が得られるようになれば、めぐりめぐっての強運をあなたに、引きよせることにつながると確信している。

本書を読まれ、学びの過程《プロセス》を大切に種々工夫し、できれば心体両方を働かせながら、〝気〟を使うことを考えてもらえれば、と思う。

（了）

著者略歴

一九五八年、大阪市生まれ。歴史家、作家。奈良大学文学部史学科卒業。著作活動のほかに、テレビ・ラジオ番組の出演、時代考証や監修を担当。人気テレビ番組「ザ・今夜はヒストリー」（TBS系）、「BS歴史館」「英雄たちの選択」（以上、NHK BSプレミアム）などに出演。全国各地での講演活動も、精力的に行っている。

著書には『歴史に学ぶ自己再生の理論［新装版］』（論創社）、『歴史の失敗学』（日経BP）、『心をつかむ文章は日本史に学べ』（クロスメディア・パブリッシング）、『天才光秀と覇王信長』『誰が、なぜ？ 加来耕三のまさかの日本史』『名家老たちの危機の戦略戦術』『謀略！大坂城』『幕末維新まさかの深層――明治維新一五〇年は日本を救ったのか』（以上、さくら舎）、『日本武術・武道大事典』（監修・勉誠出版）、『コミック版 日本の歴史』シリーズ既刊七十五巻（企画・構成・監修／ポプラ社）などがある。

古流剣術「東軍流」17代宗家。タイ捨流剣法免許皆伝。合気道四段。

「気《き》」の使《つか》い方《かた》
――歴史上《れきしじょう》の成功者《せいこうしゃ》に学《まな》ぶ無限《むげん》の思考術《しこうじゅつ》

二〇二〇年一〇月一四日　第一刷発行

著者　加《か》来《く》耕三《こうぞう》
発行者　古屋信吾
発行所　株式会社さくら舎　http://www.sakurasha.com
東京都千代田区富士見一-二-一一　〒一〇二-〇〇七一
電話　営業　〇三-五二一一-六五三三　FAX　〇三-五二一一-六四八一
編集　〇三-五二一一-六四八〇
振替　〇〇一九〇-八-四〇二〇六〇

装丁　長久雅行
イラスト　スタジオ・キーストン（三橋貴宏）
カバー画　©Reinhold Wittich-stock.adobe.com
印刷・製本　中央精版印刷株式会社

ISBN978-4-86581-268-8